MANUEL

DE

LA FILLE DE BASSE-COUR.

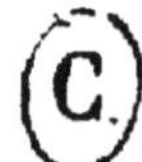

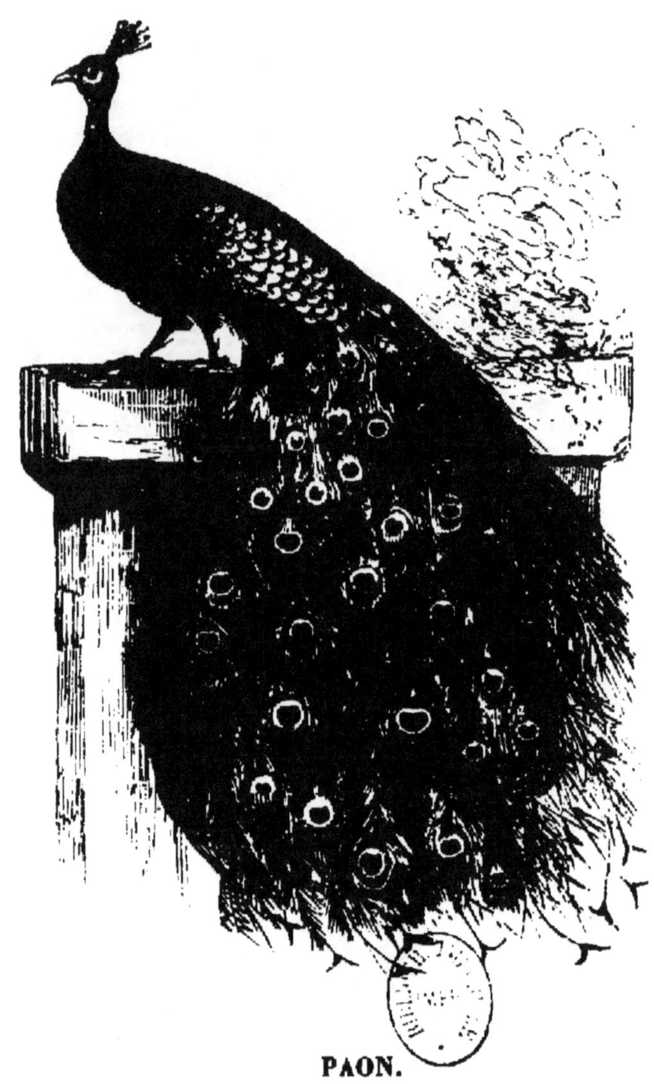

PAON.

« C'est le roi de la volaille terrestre, que le paon : comme la
« primauté sur l'aquatique est due au cygne. » (Page 183.)

MANUEL

DE

LA FILLE DE BASSE-COUR

CONTENANT

DES INSTRUCTIONS POUR ÉLEVER, NOURRIR, ENGRAISSER
TOUS LES ANIMAUX DE LA BASSE-COUR :
POULES, DINDONS, PINTADES, FAISANS, PERDRIX, CAILLES, PAONS,
CYGNES, OIES, CANARDS, PIGEONS, LAPINS,
VACHES ET COCHONS ;
POUR EN TIRER LE PLUS GRAND PRODUIT ;
POUR GUÉRIR LEURS MALADIES ;
POUR DISTINGUER LES PRINCIPALES RACES, ETC., ETC.

Nouvelle édition revue et complétée

PAR F. MALÉZIEUX.

AVEC 38 PLANCHES.

PARIS,

Imprimerie et librairie d'Agriculture et d'Horticulture
DE Mme Ve BOUCHARD-HUZARD,
RUE DE L'ÉPERON, 5.

1855

PRÉFACE DE L'ÉDITEUR.

LE MANUEL DE LA FILLE DE BASSE-COUR a déjà été imprimé plusieurs fois, et chaque fois avec des améliorations successives ; aussi les diverses éditions qui se sont suivies ont-elles constamment joui de la faveur publique. La composition de l'ouvrage était, du reste, de nature à satisfaire les hommes pratiques ; on avait pris soin d'y réunir des articles empruntés aux écrivains les plus éminents : à Parmentier, l'illustre propagateur de la pomme de terre ; à Silvestre, secrétaire perpétuel de la Société centrale d'agriculture ; à Huzard, inspecteur général des écoles vétérinaires, le collègue et l'ami de ces deux hommes célèbres ; et à plusieurs autres.

Ce succès, longtemps entretenu, était pour nous une raison décisive de publier de nouveau un ouvrage dont la lecture doit être si utile aux habitants de nos campagnes, et d'en conserver le titre dans une nouvelle édition où se trouveront insérés textuellement les passages relatifs aux détails pratiques qui ont fait la réputation du *Manuel de la fille de basse-cour.*

Cependant le goût si prononcé de nos contemporains pour les oiseaux domestiques (goût dont ont pu se convaincre les personnes qui ont visité la magnifique exposition d'animaux reproducteurs de juin 1855) nous imposait l'obligation de traiter certains sujets qui n'étaient point entrés dans les précédentes éditions. C'est ainsi, *entre autres choses,* qu'il était indispensable de donner aux amateurs des renseignements sur les diverses races de coqs et de poules, renseignements qu'ils cherchent en vain dans les nombreux ouvrages publiés jusqu'à ce jour parmi nous.

Pour satisfaire à ces exigences légitimes, nous nous sommes adressée à M. Malézieux, que ses écrits sur les animaux domestiques et ses voyages agricoles ont fait si avantageusement connaître à nos cultivateurs; nous l'avons prié de revoir et de compléter le petit volume dont nous étions et dont nous demeurons propriétaire.

Notre auteur s'est acquitté de cette tâche 1° en écrivant un chapitre tout entier sur les principales races de coqs domestiques, sujet que personne n'a encore traité d'une manière complète ; 2° en faisant précéder chaque espèce d'un court exposé historique ; 3° en décrivant les procédés, tant anciens que modernes, d'incubation artificielle ; 4° en comprenant dans son travail des détails sur la multiplication et l'élevage des faisans, perdrix et cailles ; 5° en ajoutant quelques notions pratiques sur l'élevage, l'entretien, le chaponnage, l'engraissement des divers animaux de la basse-cour, etc. ; 6° en disposant les matières dans un ordre méthodique et en adoptant une série de numéros qui, au moyen d'une table détaillée placée à la fin du volume, rendent la lecture plus commode et les recherches plus faciles.

Le travail de M. Malézieux forme plus des deux tiers de l'ouvrage tel qu'il est aujourd'hui publié ; c'est assez dire l'importance des modifications qu'a subies la présente édition : du reste, nous avons distingué les passages conservés par un astérisque placé en regard du numéro dans la table des matières.

Nous avons encore désiré rendre notre publication plus digne des amateurs en l'enrichissant de nombreuses gravures : les sujets de ces gravures ont été empruntés en partie à des dessins tant anglais que français, dont nous avons corrigé, d'après nature, les imperfections et les défectuosités ; d'autres sont dus à l'obligeance de M. Gérard , faisandier, à Paris, qui a bien voulu mettre à la disposition de nos artistes les animaux de sa belle et nombreuse basse-cour. Toutes nos gravures ont donc été soit entièrement exécutées , soit revues d'après des oiseaux vivants.

Pour les travaux de révision, nous devons adresser les plus vifs et les plus sincères remercîments à M. Florent Prévost, qui a bien voulu nous faciliter les recherches et nous mettre en rapport avec M. Régnier, qui dirige sous ses ordres, avec tant d'intelligence, la faisanderie du jardin des Plantes.

Paris, 1856.

Ve B. H.

MANUEL

DE

LA FILLE DE BASSE-COUR.

DES POULES.

—

CHAPITRE PREMIER.

HISTORIQUE ET RACES.

I. Historique. — II. Races des Indes orientales. — III. Races françaises, etc. — IV. Races d'Espagne, de Padoue ou de Pologne, etc. — V. Races anglaises. — VI. Races de fantaisie.

I. Historique.

1. Le coq est trop connu pour que sa description soit utile : on le trouve aujourd'hui, soit à l'état sauvage, soit à l'état domestique, dans toutes les contrées; et l'histoire nous le montre chez les peuples les plus anciens. Mais cet oiseau, si estimé des modernes, était fort diversement apprécié par les nations de l'antiquité : les Hébreux le mettaient au nombre des animaux impurs, tandis qu'il était l'objet d'une grande vénération chez les Perses. Les Grecs, qui en avaient fait le symbole de la vigilance, de l'activité et du courage, le regardaient comme consacré aux divinités guerrières; on sait aussi qu'ils l'immolaient à Esculape après une grave maladie.

Le coq joue un grand rôle dans l'histoire des premiers temps de Rome : tout le monde connaît le respect des anciens Romains pour les augures tirés de l'appétit des poulets sacrés. Plus tard, l'oiseau saint descendit de son piédestal pour acquérir un autre genre de célébrité sur la table somptueuse des Romains de la décadence, sous le nom de *gallus spado* (chapon) et de *gallina spadonia* (poularde).

Dans l'antiquité, comme de nos jours, l'ardeur belliqueuse du coq fut mise à contribution pour le plaisir des hommes : les Grecs et les Romains, qui avaient fait une science de la manière d'armer ces pauvres oiseaux et de les exciter au combat, trouvaient dans les iles de Cos et de Rhodes, ainsi que dans la Perse et dans la Médie, des sujets très-estimés des amateurs d'un divertissement aussi barbare. Les anciens étaient, sous ce rapport, les dignes modèles des Anglais du dernier siècle, des Indiens et des Chinois modernes.

On sait que le coq figure souvent dans notre histoire : les Gaulois le représentent sur leurs enseignes; il est ensuite employé comme *armes parlantes* (*gallus* gaulois et *gallus* coq); il devient enfin l'emblème national des Français en 1789 et en 1830.

2. Il n'est pas étonnant qu'un oiseau aussi répandu dans toutes les parties du monde que le coq domestique ne soit pas le même partout. Non-seulement la différence de climat et de nourriture, mais encore la pure fantaisie des éleveurs, l'ont considérablement modifié. L'influence de ces causes s'est fait sentir sur la taille, sur les aptitudes des poules comme pondeuses et comme couveuses, sur la couleur, la nature et la disposition des

plumes, sur la forme de la queue, sur la teinte de la peau et des os, et jusque sur le nombre des doigts. Ces caractères distinctifs plus ou moins tranchés ont conduit les hommes spéciaux à diviser l'espèce en un assez grand nombre de races ou variétés, dont les plus importantes vont être étudiées dans ce travail.

On commencera par les races du S. E. de l'Asie, qui, vivant encore aujourd'hui à l'état sauvage sur le continent indien et dans les îles voisines, sont considérées par les naturalistes comme la souche des variétés communes qui peuplent nos basses-cours.

II. *Races des Indes orientales.*

3. 1° La *race jávanaise* (*gallus bankiva* des savants, *ayam-outan* ou *brouga* des Malais) se compose de jolis oiseaux de petite taille, que l'on rencontre à l'état sauvage dans l'île de Java. Le mâle a la crête dentelée, le cou orné d'une sorte de collerctte d'une couleur de rouille assez voyante, le dos d'un noir bleuâtre, la queue noire avec des reflets changeants vert et bleu, le dessous du corps brun. La femelle est diversement colorée : le dessus de son corps est d'un roux brun vermiculé ; le dessous d'un roux clair avec des flammes blanchâtres. Elle est beaucoup plus petite que le coq.

4. 2° La *race sauvage de Sonnerat* (*gallus Sonneratii*), porte le nom d'un savant voyageur français mort en 1814 ; on l'appelle *rahn komrah* dans le langage des Mahrattes. Elle est très-abondante dans les bois qui couvrent les montagnes indiennes de la chaîne des Ghattes occidentales. On en doit reconnaître deux variétés : l'une, élancée, haute sur pattes, tachetée de jaune, se rencontre à environ 600 mètres au-dessus du niveau de la mer ; l'autre, à laquelle certains naturalistes anglais donnent le nom de race de Stanley, se fait remarquer par des pattes plus courtes, ainsi que par beaucoup de rouge répandu sur le plumage du mâle, et elle vit à 1,200 ou 1,300 mètres au-dessus du niveau de la mer.

Le coq sauvage de Sonnerat est un peu plus fort que le javanais : il a 40 centimètres de hauteur. Sa crête est beaucoup moins dentelée. Ses barbes sont doubles et assez prononcées. Le cou et les ailes sont d'un gris sombre et parsemés de taches brillantes d'un jaune d'or, qui produit un très-bel effet. Le milieu du dos, la poitrine, le ventre et les cuisses sont d'un gris foncé qui pâlit dans quelques endroits. La queue est d'un riche vert foncé qui tranche sur la couleur pourpre, de quelques plumes de la partie inférieure du dos. Cet oiseau a dans son ensemble quelque chose de léger et de gracieux. Son riche plumage luit comme de l'or ; et par un beau soleil, il fait l'admiration du voyageur. La femelle est d'un tiers moins forte que le mâle ; et elle présente à l'œil des couleurs plus sombres. Elle se distingue encore du coq par l'absence de la crête et des barbes. Elle pond des œufs qui, pour la forme et pour la couleur, sont exactement pareils à ceux de notre poule commune ; mais ils sont plus pe-

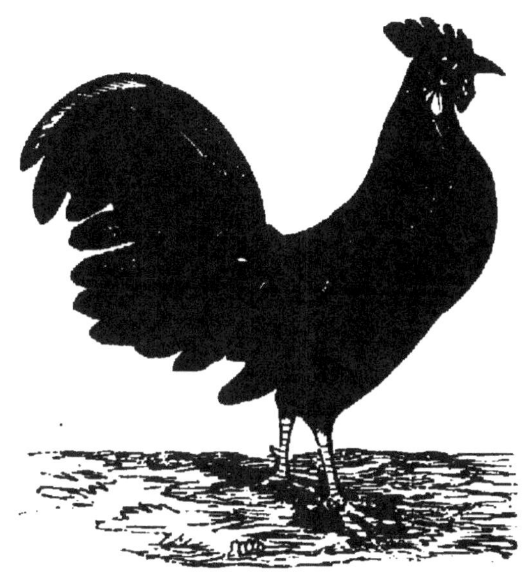

Coq javanais (p. 4).

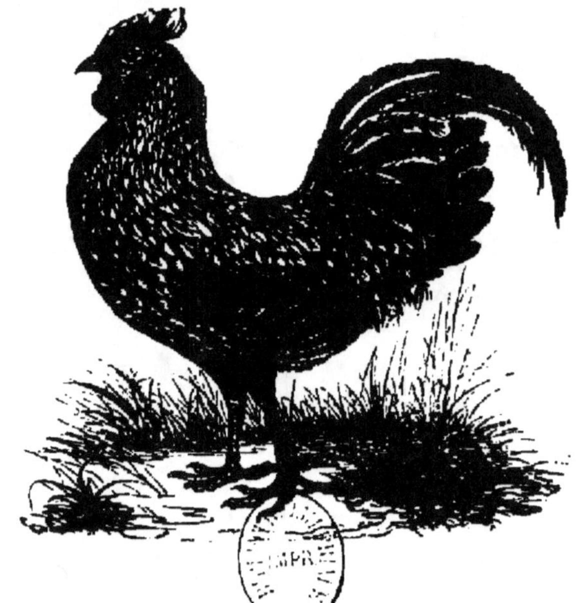

Coq de Sonnerat (p. 5).

tits et ne pèsent guère qu'une quarantaine de grammes.

Quelques-unes des plumes du cou et de la partie supérieure du dos offrent, principalement chez le mâle, une composition qui a frappé les naturalistes : en les examinant de près avec une certaine attention, on remarque que les barbes nées à la base de la plume sont douces et soyeuses comme du duvet; les suivantes deviennent de plus en plus dures et résistantes; et celles de l'extrémité se confondent en une petite plaque très-mince, qui n'est autre chose que le prolongement de la substance cornée qui recouvre le tuyau ou tige de la plume.

Le coq de Sonnerat est plein de courage et de résolution; aussi est-il très-estimé dans l'Indoustan comme oiseau de combat. Les vrais amateurs indiens ne se servent pas de coqs élevés à l'état domestique, mais bien de sujets sauvages, que du reste ils apprivoisent en assez peu de temps; et ils ne craignent pas de les engager contre des combattants de race beaucoup plus forte. La chasse du coq sauvage de Sonnerat, ainsi que celle de plusieurs autres animaux, est une profession exercée dans l'Inde par une classe inférieure d'indigènes, appelée la caste des *Chécaris*.

Sonnerat et d'autres naturalistes présentent cette race de l'Inde comme la souche de nos variétés communes d'Europe; mais il est tout aussi naturel de faire remonter l'origine de nos poules domestiques à la race javanaise, que nous avons décrite précédemment. Du reste, dans une question aussi obscure, bien des suppositions sont permises : on pourrait dire que nos variétés communes les plus petites sont de la famille du bankiva javanais, que les moyennes ont pour père le coq de Sonnerat, et que les plus grosses ont quelque lien de parenté avec le coq malais, dont nous abordons immédiatement l'étude.

5. 3° La *race malaise* (*gallus giganteus*) provient de la presqu'ile de Malacca et des îles voisines (de Sumatra et de Java , où , d'après Temminck, elle vit à l'état sauvage). Elle est

de beaucoup la plus grande des trois races qui peuvent élever la prétention d'avoir donné naissance à notre volaille domestique.

Le coq malais a 80 centimètres de haut et pèse environ 5 kilog., il a les barbes petites, ainsi que la crête qui n'est point dentelée ; ses pattes sont de couleur jaune et entièrement nues. Proportionnellement à la grosseur du corps, à la longueur du cou, à la hauteur et à la force des pattes, la tête semble petite, et elle offre une apparence toute particulière qui l'a fait comparer à la tête d'un serpent. La couleur brune est celle de beaucoup d'oiseaux de cette race : on remarque cependant une teinte d'un jaune d'or pâle au cou et sur le haut du dos, ainsi que du vert qui reluit à la queue et aux ailes. Le cri du coq, au lieu d'avoir l'éclat du clairon, a quelque chose de rauque et de court qui en fait une sorte de croassement, comme si l'oiseau était enroué. La femelle est plus petite et moins pesante que le mâle. C'est une race domestique recherchée par quelques amateurs pour faire des croisements. Les ménagères lui reprochent de donner trop d'issues, et d'avoir une chair huileuse et foncée en couleur. Si elle n'avait ce défaut, ce serait une volaille précieuse, à cause du poids énorme qu'elle peut atteindre lorsqu'elle est grasse : on a vu des poules malaises de trois ans peser plus de 6 kilog., et des chapons rivaliser avec les plus belles dindes.

Le coq malais porte chez plusieurs naturalistes, notamment chez Temminck, le nom d'*Iago* ; quelques personnes l'appellent aussi *chittagong* ou *chatigaon* : c'est cette dernière dénomination qu'avait adoptée M. le Goux de Flaix, lorsqu'il le recommanda, il y a une cinquantaine d'années, aux amateurs français (*Bibliothèque physico - économique*, année 1804). La race primitive est, ainsi que nous le disons plus haut, de couleur brune plus ou moins mélangée de jaune ; mais on rencontre assez souvent des malais blancs, et ils portent en France le nom de *volaille du Gange* ; d'autres, plus communs chez nous, et de couleur jaunâtre, sont vulgairement appelés *coqs et poules de Russie*.

6. 4° La *race cochinchinoise*, qui provient de la côte orientale de l'Asie, doit être mise sur le même rang que la précédente pour la taille et pour le poids; et l'on pourrait se demander si elle n'en est pas une variété. La race ma-laise et la race cochinchinoise nous viennent en effet de pays assez voisins l'un de l'autre pour qu'il soit raisonnable de leur attribuer une origine commune, et on rencontre dans la Cochinchine des oiseaux dont les formes en quelque sorte bâtardes viennent corrobo-rer cette opinion. Cependant, le naturaliste qui examine attentivement un coq malais de pure race et un cochinchinois bien caractérisé, trouve entre eux trop de différence pour les confondre dans une seule et même race. Il peut se faire que ces différences soient le ré-sultat de l'éducation, du climat ou de toute autre cause accidentelle; mais elles n'en existent pas moins, et une bonne classification doit en tenir compte.

Le cochinchinois a, proportionnellement au volume de son corps, la tête petite. Il porte une crête de moyenne grandeur, simple et dentelée. Ses barbes sont doubles. Il a le bec assez court et de couleur jaune, ainsi que les pattes qui sont fortes et emplumées jusqu'aux doigts. La poitrine est large, le corps épais et trapu ; les ailes sont courtes ; la queue est dépourvue de longues plumes. Le cri du mâle a un son particulier : il n'est point clair et retentissant comme celui du coq commun de nos basses-cours, et il se termine par un bruit qu'on a comparé à un grognement de chien. Le plumage du cochinchinois est doux au toucher ; il vaut presque du duvet d'oie ; sa couleur n'a rien de constant.

Cette race est aujourd'hui la favorite des amateurs européens qui ne la connaissent que depuis fort peu de temps. Les premiers cochinchinois furent exposés à Dublin en 1846 par S. M. Victoria et le prince Albert. Ce fut également en 1846 que l'amiral de Mackau importa en France un échantillon de cette

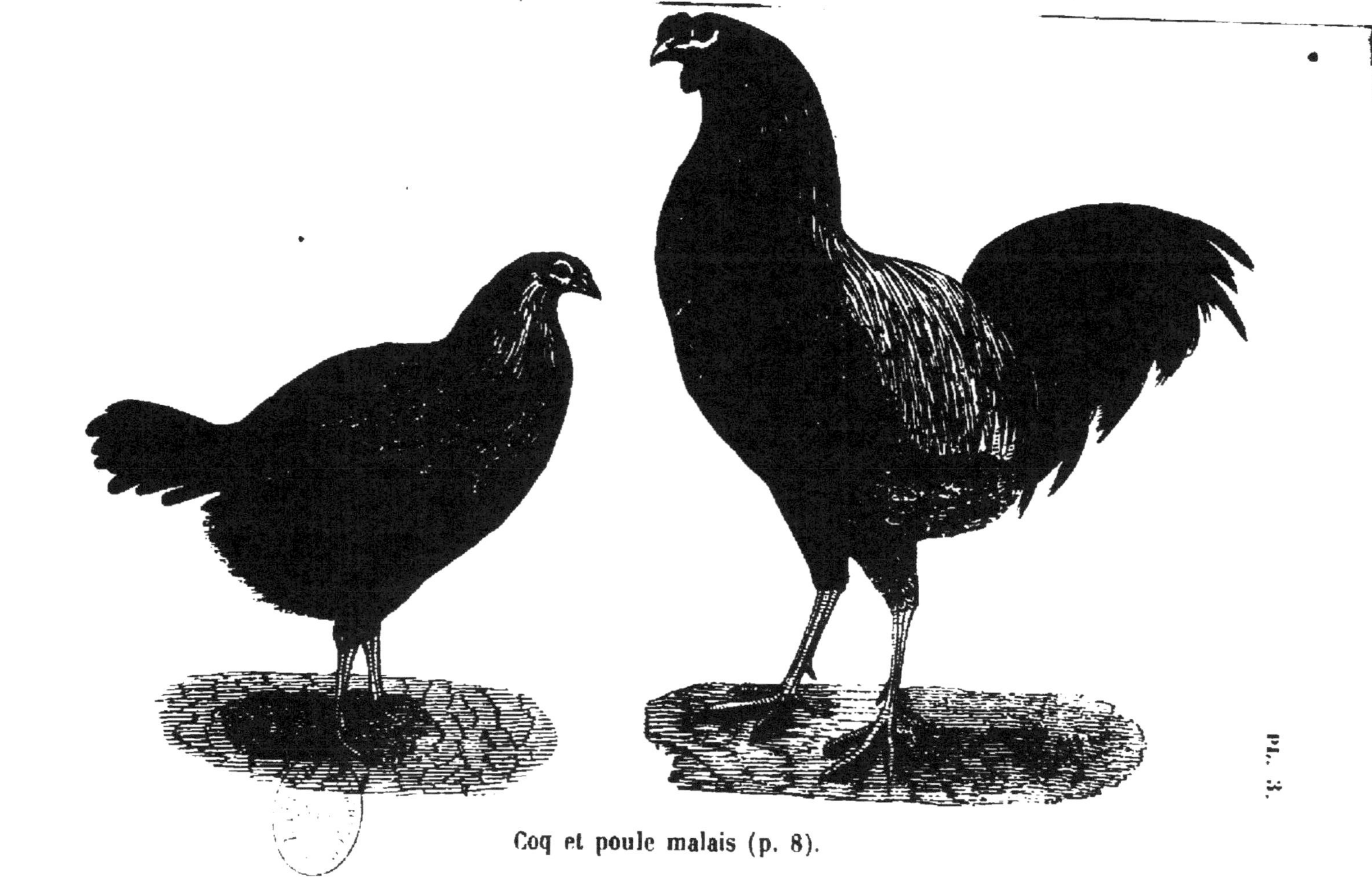

Coq et poule malais (p. 8).

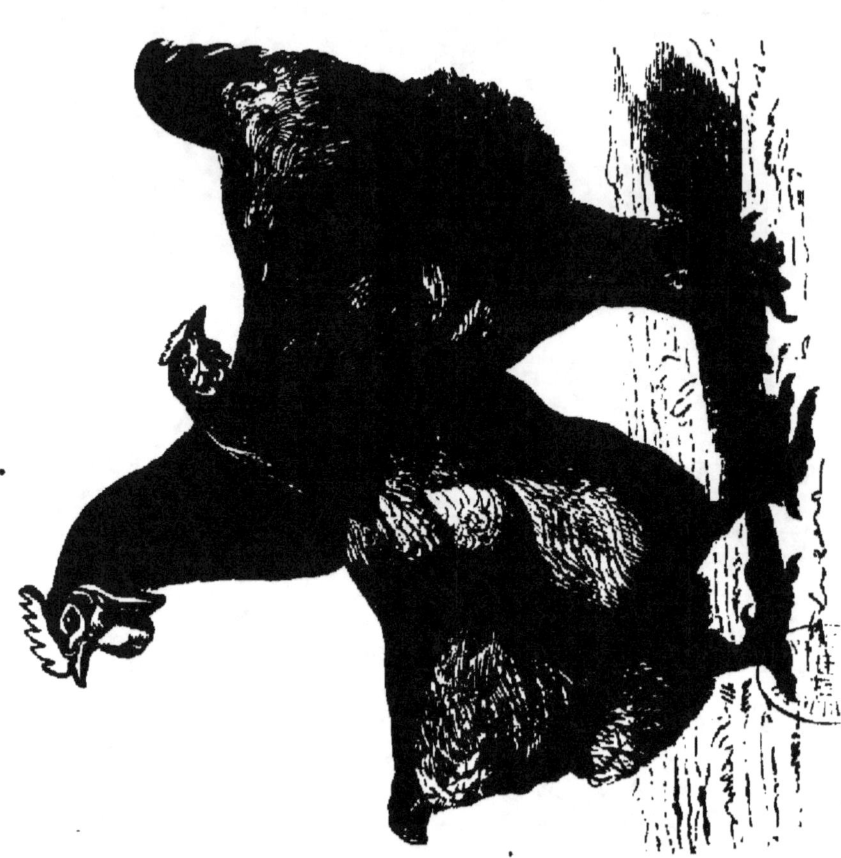

Coq et poule cochinchinois ou de Chang-Haï (p. 11).

curieuse volaille. Reçus d'abord sous le nom de cochinchinois, ces oiseaux ont conservé cette désignation, bien que depuis il ait été reconnu que la pure race provient, non pas de la Cochinchine, mais d'un autre point de la côte orientale d'Asie situé beaucoup plus au nord, de Chang-Haï, port chinois ouvert aux Européens depuis 1842. Il paraîtrait que plus les oiseaux ont été achetés dans le nord, plus ils sont purs : plus au contraire ils ont été pris dans le sud, plus ils se rapprochent du type malais. D'où il résulterait que le nom de *chang-haï* serait plus juste que celui de *cochinchinois*. Du reste, les relations commerciales ont de tout temps été nombreuses entre les habitants de la Chine et ceux de la Cochinchine, et la volaille d'un pays a bien pu se trouver transportée dans l'autre. Il est donc permis de supposer que le coq malais, après avoir passé de la presqu'ile de Malacca dans la Cochinchine, a été ensuite transporté sur un point assez éloigné du céleste empire, où, sous l'influence d'un autre climat, d'un autre genre de vie , ou de toute autre cause, il s'est lentement et successivement transformé en une race aujourd'hui bien distincte du type malais primitif.

Quoi qu'il en soit de leur origine et de leur véritable nom, ces oiseaux ont des qualités agréables et solides qui les recommandent aux amateurs. Ils sont très-privés. Grâce à leurs mœurs douces et familières, à leurs habitudes sédentaires, on peut les renfermer dans une basse-cour mal close ou dans un lieu voisin d'un parterre ou d'un potager, sans craindre qu'ils aillent comme nos poules communes déraciner les fleurs ou ravager les légumes. La poule est bonne pondeuse et excellente couveuse (trop bonne couveuse même) : on prétend qu'elle donne trois cents œufs par an; et celle que la reine d'Angleterre exposa à Dublin , en 1846, avait pondu quatre - vingt - quatorze œufs en cent trois jours. Nous sommes convaincu de l'exactitude de ces chiffres; nous ajoutons pleine confiance aux éleveurs qui nous disent que leurs poules cochinchinoises font souvent deux œufs dans une même journée, et qu'elles ne cessent de pondre que pendant la durée de la mue; mais, en même temps, nous devons déclarer aux amateurs qui demandent un profit pécuniaire, que si on s'avisait de nourrir les cochinchinois à la manière des poules communes de nos basses-cours de ferme, on obtiendrait un tout autre résultat. Les œufs sont de couleur chocolat au lait plus ou moins pâle ; et, pour le volume, ils sont loin d'être en rapport avec la grosseur de l'oiseau qui les pond. Ils ont le petit bout moins pointu, et ils sont plus raccourcis que les œufs de nos poules communes. Les amateurs les disent plus agréables au goût, mais le fait est contredit.

Le poussin cochinchinois est délicat, assez difficile à élever. Pour bien réussir sous nos climats, il faut faire couver en bonne saison, et de bonne heure, afin que les poulets soient bien fortifiés avant leur premier hiver ; il faut surtout avoir la chance d'un printemps et d'un été favorables.

Il est prudent de ne pas mettre de perchoirs trop élevés dans les poulaillers destinés aux cochinchinois : la lourdeur de ces oiseaux les exposerait à se blesser en descendant. Il est également bon de remarquer qu'on ne doit pas donner à un coq cochinchinois autant de poules qu'à nos coqs villageois ordinaires.

On peut aujourd'hui se procurer des cochinchinois de pure race en Europe, et notamment en France et en Angleterre. Ce dernier pays est une excellente pépinière d'animaux domestiques de choix, et il n'offre aux amateurs que l'inconvénient des hauts prix. Un coq cochinchinois s'y vend couramment 200 fr., une poule 125 fr., des œufs une guinée (26 fr. 25 c.) pièce, et des poussins d'un mois 300 fr. la demi-douzaine. A la suite des expositions, on a vu acheter une belle paire de cochinchinois 1,250 fr. Hâtons-nous de dire toutefois que cette fureur commence à se calmer.

Du reste, ces oiseaux si cher payés portent

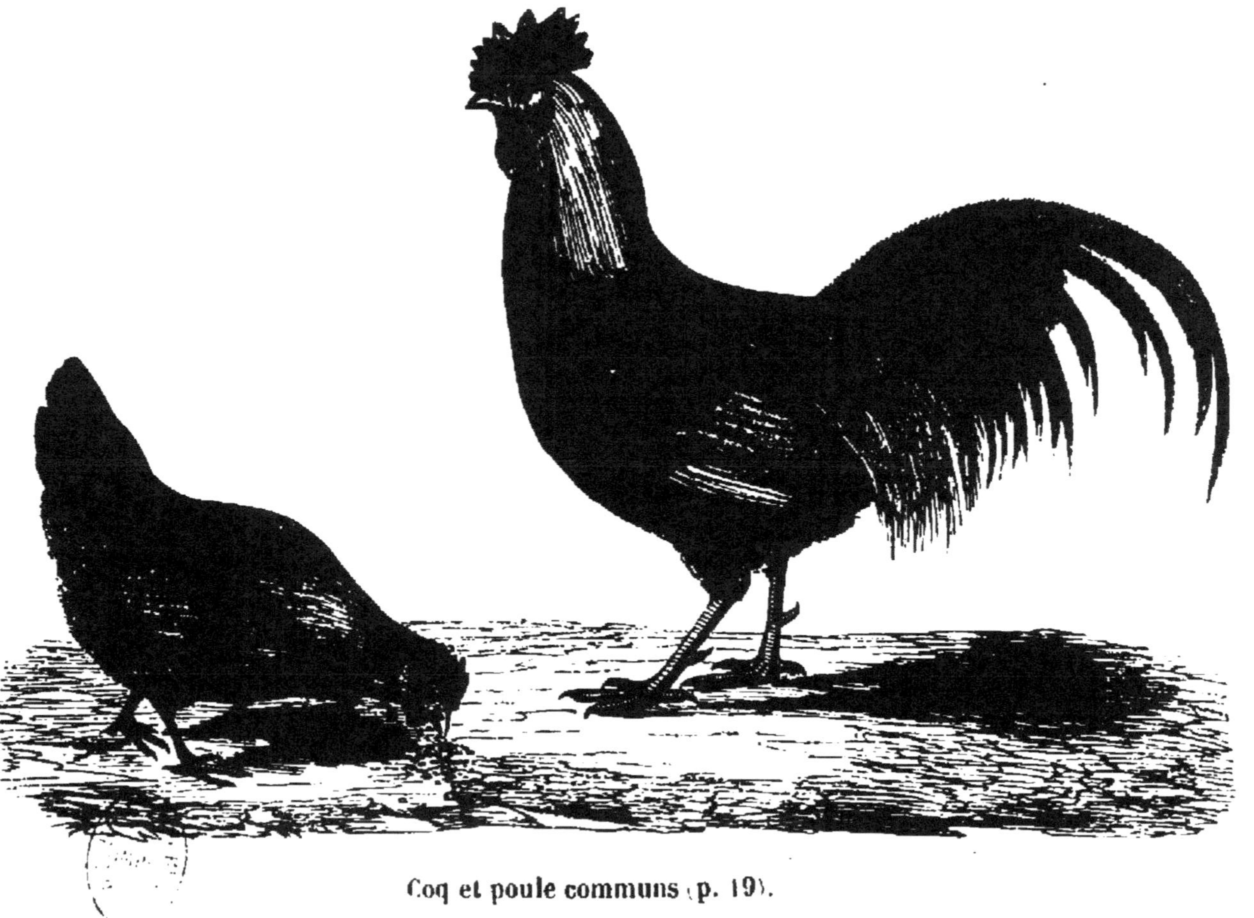

Coq et poule communs (p. 19).

tous les caractères qui prouvent la pureté de la race : tête petite et étroite; crête simple, droite et régulièrement dentelée; ailes courtes; corps bien ramassé; queue courte; pattes jaunâtres par devant, couleur de chair sur les côtés, mais surtout, bien garnies jusqu'aux doigts de plumes dont la couleur se rapproche beaucoup de celle du corps. Ce dernier caractère est considéré comme très-important : on n'estime un oiseau que si du premier coup d'œil on aperçoit que ses pattes sont extérieurement bien emplumées, que si, pour employer le mot technique, il est bien botté. Quant à la couleur, c'est une question délicate que nous ne trancherons pas : le blanc, le noir, le citron, la couleur de perdrix, etc., ont chacun leurs partisans; et pour mettre tout le monde d'accord, les programmes des concours anglais divisent les récompenses en autant de catégories.

Sous le nom de *brahma-poutras*, on a tout récemment introduit en France des cochin-chinois au plumage gris blanc. Nos amateurs assignent à ces oiseaux une origine américaine, et ils en font une race distincte. Après avoir attentivement examiné les sujets exposés à Paris au concours de juin 1855, et après avoir consulté les meilleures autorités, il nous est impossible de partager cette opinion : autrement, nous en serions réduit à faire autant de races qu'il y a de couleurs. Les brahmapoutras ont un peu plus de taille que les cochinchinois ordinaires; ils ont les pattes mieux emplumées; leurs œufs, tout aussi abondants, sont un peu plus gros, à peu près du même volume que ceux des malais; les poussins, dit-on, se recouvrent plus vite de plumes et sont plus faciles à élever : tout cela prouve seulement que ces oiseaux sont des cochinchinois modifiés, améliorés si l'on veut; mais au fond, par les formes extérieures et même par les qualités qu'on leur attribue, ce sont des cochinchinois de la race de *Chang-Haï*. Quant à l'origine américaine, elle a besoin d'explication : les brahma-poutras sont nés en Amérique, mais d'oiseaux provenant de quelque contrée de l'Inde ou de la Chine. On a même malicieusement prétendu qu'ils ne devaient leur supériorité de taille qu'à un mélange de sang malais, et que certains d'entre eux laissaient deviner cette parenté dans la forme un peu aplatie de leur crête ; mais cette supposition est une calomnie pour quiconque considère les plumes qui garnissent les pattes des brahma-poutras. Le nom que donnent à ces oiseaux ceux-là même qui leur attribuent une origine américaine est une étrange bizarrerie : la Brahma-Poutra (*descendant de Brahma*) est une grande rivière d'Asie, qui se jette dans le Gange ; et l'on a bien le droit de s'étonner qu'on ait été chercher dans l'Inde, dans le pays des malais et des cochinchinois, un mot pour désigner une race qui aurait l'Amérique pour berceau.

III. *Races françaises, etc.*

7. 5° La *race commune,* qui peuple aujourd'hui la plupart de nos basses-cours, a la tête assez petite, la poitrine étroite et les jambes fines. Sa couleur et sa taille n'ont rien de constant. Elle pond des œufs à coquille blanche. C'est la race la plus *rustique* de toutes, et la plus facile à nourrir : grâce à son activité, elle trouve à vivre dans nos cours de ferme ; et elle a, beaucoup moins qu'une autre, besoin de nourriture supplémentaire. Le reproche le plus sérieux qu'on puisse adresser à la poule commune est d'être un peu trop dévastatrice : elle vole comme une perdrix et ne se fait guère défaut de profiter de sa légèreté pour franchir les clôtures, et aller ravager les champs et les potagers voisins. La race commune est très-précoce : les coqs sont féconds dès l'âge de trois mois ; et les poulettes nées au commencement du printemps pondent vers la fin de leur premier été.

L'origine du coq villageois (c'est ainsi qu'on appelle assez ordinairement le mâle de la poule commune), a occupé les savants : les uns lui donnent pour père le bankiva javanais ; quelques autres le font remonter au coq sauvage de Sonnerat.

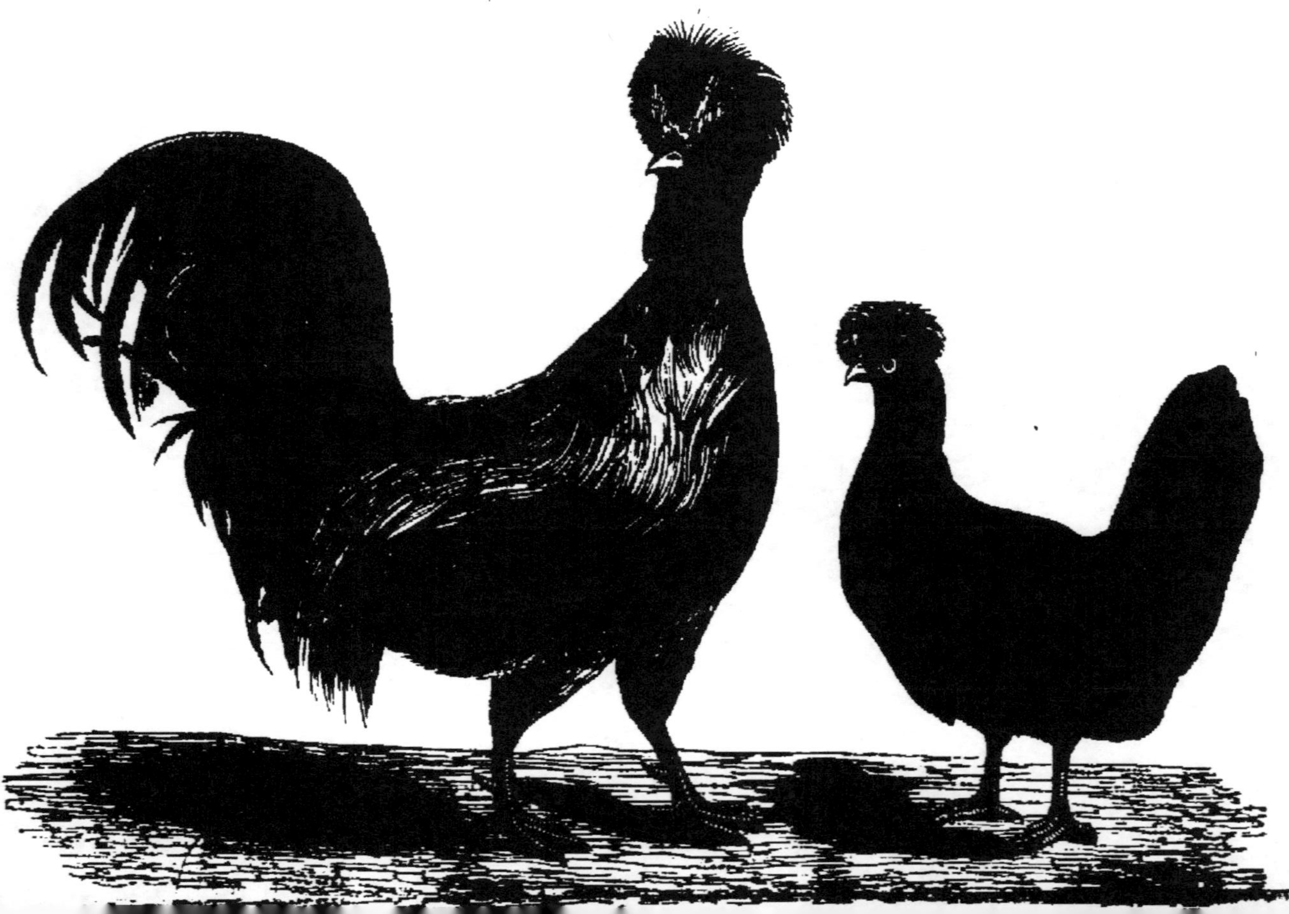
PL. 6.

8. 6° La *race de Crèvecœur* a les cuisses grosses et le corps volumineux. Sa tête est surmontée d'une huppe; elle est également munie d'une crête, qui se bifurque et présente l'aspect très-singulier de deux cornes rouges plantées en avant de la huppe. Le plumage est d'un beau noir sur lequel ressort agréablement la collerette dorée ou argentée du coq; les pattes sont de couleur grise plombée.

Les poules de cette race ont des mœurs douces et paisibles : elles sont bonnes pondeuses, mais couveuses médiocres; elles s'engraissent aisément et peuvent atteindre le poids de 4 kilog.

9. 7°. La *race du Mans* jouit d'une réputation méritée : il est difficile de trouver une volaille qui s'engraisse mieux et plus vite. Les chapons et les poulardes arrivent promptement au poids de 4 kilog., et fournissent une chair délicate dont la réputation est trop bien établie, tant en France qu'à l'étranger, pour qu'il soit utile d'en parler longuement.

Le coq du Mans a la crête simple, droite et dentelée ; la couleur de son plumage est variable. La poule est assez généralement noire. Les pattes sont plombées.

10. 8° La *race de Bruges* se compose de belles et fortes poules, à la crête peu développée, au pennage ardoisé et aux pattes de couleur plombée. Elles ont une grande réputation de fécondité. Elles pondent de gros œufs, et, dit-on, elles éprouvent rarement le besoin de couver. Les coqs de Bruges se battent volontiers.

11. 9° La *race russe, américaine*, etc., se rencontre dans un certain nombre de basses-cours françaises. Elle est de taille beaucoup plus forte que notre poule commune, et de mœurs plus douces. Nous la soupçonnons fort d'être, ainsi que la poule du Gange, une variété de la race malaise.

IV. Races d'Espagne, de Padoue ou de Pologne, etc.

12. 10° La *race espagnole* est caractérisée

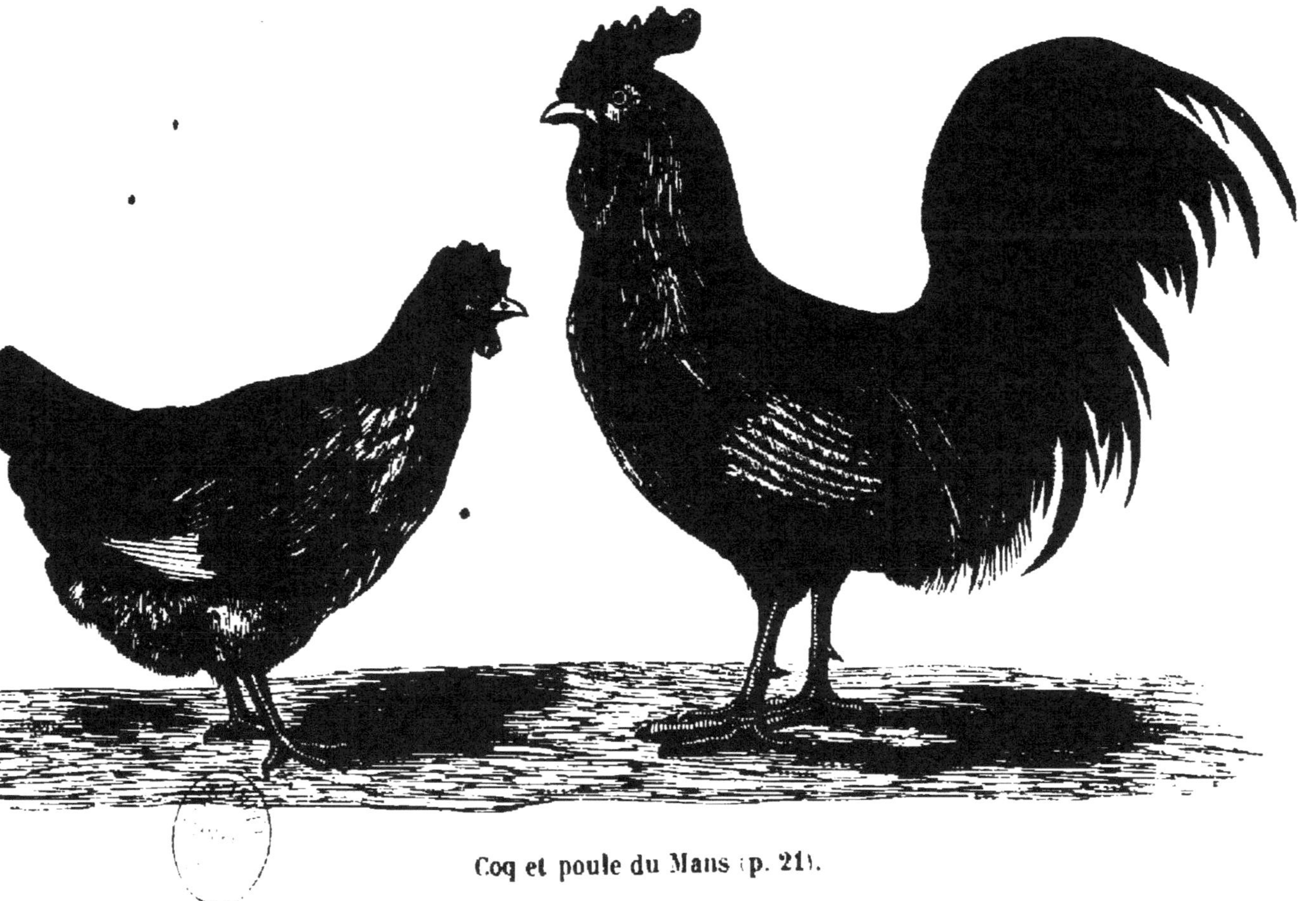

Coq et poule du Mans (p. 21).

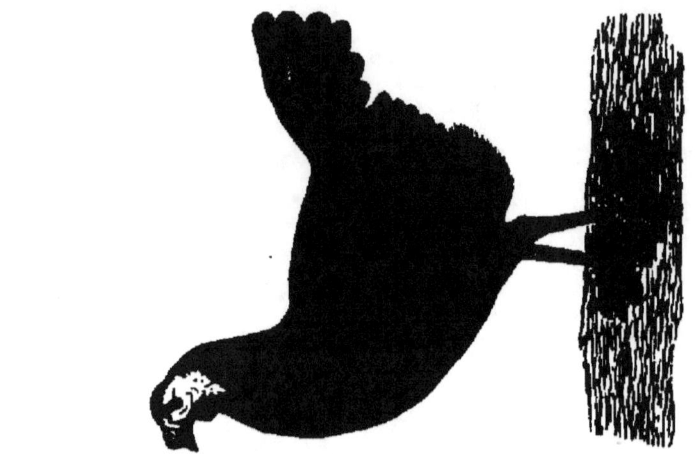

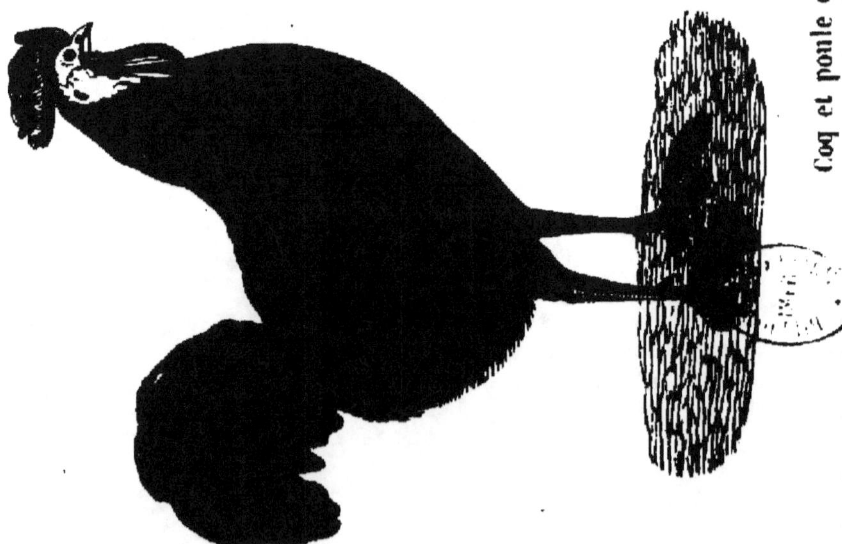

Coq et poule d'Espagne (p. 22).

par son plumage noir luisant, par sa crête vo-
lumineuse et par deux larges taches blanches
que l'on remarque tout d'abord de chaque
côté de la tête : le poids du coq dépasse souvent 3 kilog.; la poule est moins pesante.
C'est une race fort estimée à cause de la chair
blanche, tendre et succulente qu'elle produit, et aussi à cause de la délicatesse des
gros œufs qu'elle pond en abondance. Quoique originaire d'un pays chaud, elle s'est parfaitement acclimatée dans le nord. Les poules
sont meilleures pondeuses que couveuses ;
mieux vaut, pour faire des élèves, employer
des mères d'une autre race. Vu la grosseur
des œufs, on fera bien de n'en mettre qu'une
dizaine sous une poule commune.

La poule espagnole est considérée par certains amateurs comme une des plus produc-
tives, sinon comme la plus productive; bien
qu'elle soit un peu moins féconde que la cochinchinoise, elle lui est cependant préférée
par bien des connaisseurs, non-seulement
parce qu'elle est d'un entretien plus facile,

mais encore parce que ses œufs, à coque blanche et à surface lisse, pèsent 90 grammes au lieu de 60. Quant à nous, si nous étions appelé à décider la question au point de vue de l'agriculture française, nous ne donnerions la palme ni aux cochinchinois, ni aux espagnols, mais bien aux crèvecœurs qui ne le cèdent en rien aux espagnols pour la grosseur et l'abondance des œufs, et qui en outre ont l'avantage d'être plus faciles à élever, et de se trouver beaucoup plus à notre portée.

Toutefois, nous ne voudrions pas que la race espagnole fût déconsidérée aux yeux des amateurs. Leur vêtement tout noir, dont la sévérité est encore augmentée par le contraste des deux larges taches blanches qui s'étendent de chaque côté de la tête au-dessous d'une crête bien colorée en rouge, leur port plein de dignité, donnent à ces oiseaux l'air de véritables *hidalgos*. Les connaisseurs tiennent beaucoup à l'uniformité du plumage, et plus encore aux taches blanches de la tête.

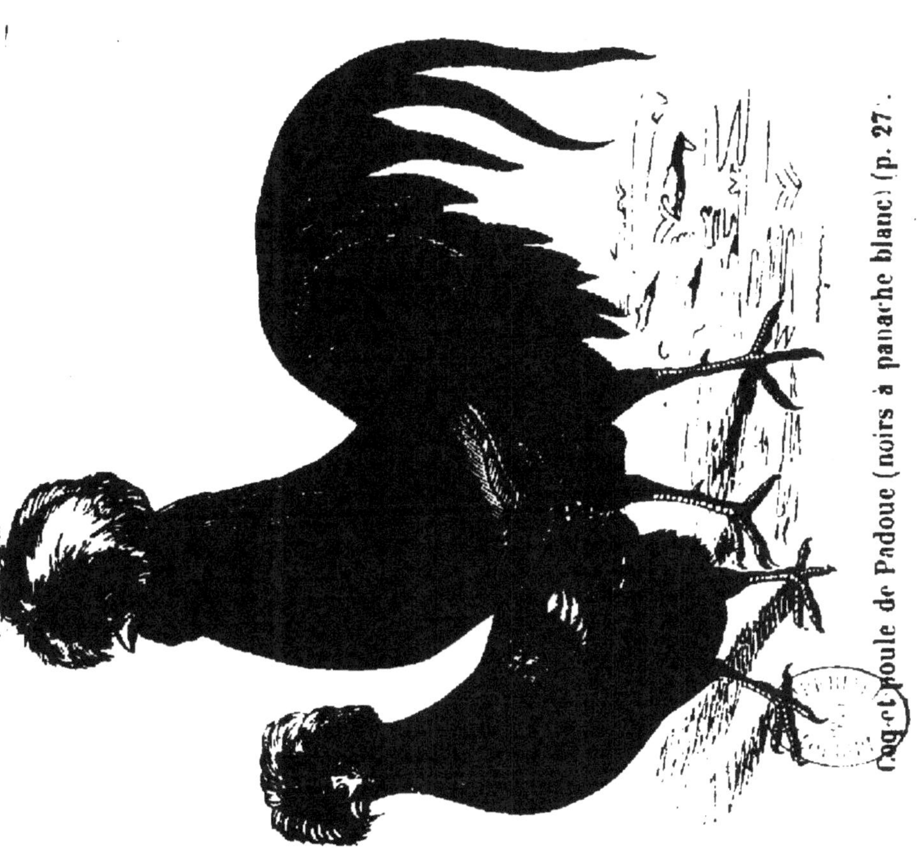

Coq et poule de Padoue (noirs à panache blanc) (p. 27).

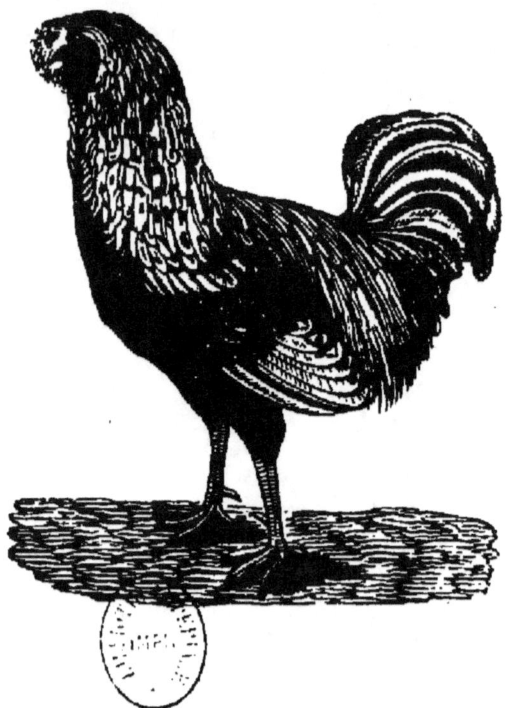

Coq de Padoue moucheté d'or (p. 28).

C'est vers l'âge de six mois que ces taches apparaissent chez les poulets ; on ne les distingue qu'un peu plus tard chez les poulettes; leur développement est complet à un an. Tel est le mérite de ces marques de noblesse, qu'on a vu des oiseaux se vendre 200 fr. par cela seul que les taches de leurs têtes étaient irréprochables.

On trouve dans les auteurs les noms de quelques variétés qui, vraisemblablement, ne sont autre chose que la race espagnole pure croisée ou même dégénérée; nous citerons : la variété dite *colombienne*, qui nous paraît être la poule espagnole transportée en Colombie, où elle est devenue plus forte sous l'influence du climat de l'Amérique du sud, et aussi, probablement, par l'effet de croisements avec le grand coq malais; la variété *andalouse*, qui a les joues moins blanches et le plumage moins uniforme; la variété de *Minorque*, qui est privée de ces fameuses taches blanches; la variété dite d'*Ancône*, etc. On parle aussi d'une variété au plumage blanc, qui aurait comme la race pure les pattes de couleur plombée.

13. 11° La *race de Padoue* a pour caractère principal une huppe, sorte d'aigrette militaire qui lui a valu chez bon nombre d'auteurs le nom de *polonaise*. Mais, comme Aldrovande appelle ces oiseaux *coq et poule de Padoue*, comme c'est aussi la désignation qui semble avoir prévalu en France, nous nous en tiendrons au mot *padoue*. L'absence de crète est le meilleur indice de la pureté de la race. Les pattes doivent être de couleur bleuâtre.

La poule de Padoue pond en abondance des œufs d'un blanc pur, dont le petit bout est très-pointu. Elle est couveuse médiocre, et l'on conseille de donner ses œufs à une mère plus assidue. Les poussins sont assez délicats, et il faut les faire éclore en saison convenable. La chair est blanche, tendre et juteuse.

On en distingue plusieurs variétés, chez lesquelles la couleur de la huppe doit trancher sur celle du plumage : ce contraste est considéré comme une précieuse qualité par les connaisseurs.

La *variété noire à panache blanc* ressemble à la race espagnole par la couleur de son plumage ; mais elle en diffère par la touffe de plumes blanches qui naissent d'une protubérance charnue placée sur la tête, et aussi, par l'infériorité de volume de son corps. Le mâle pèse 2 kilog. environ; la femelle un peu moins. Les poules sont très-bonnes pondeuses. On a remarqué que la couleur du panache s'altère facilement par le mélange de plumes noires.

La *variété blanche à panache noir* est tout à fait l'inverse de la précédente, ayant sur la tête une huppe d'un beau noir de jais qui contraste avec la teinte brillante de son plumage blanc. Cette variété très-estimée, dont la description se trouve dans Aldrovande, n'offre plus guère aujourd'hui qu'un intérêt historique : des amateurs contemporains ont vainement cherché à s'en procurer.

La *variété mouchetée* offre à l'œil un mélange curieux de blanc, d'orangé, de vert, de noir de jais. Elle s'appelle mouchetée d'or ou mouchetée d'argent, selon la couleur qui domine sur son plumage. Les poules sont fécondes; elles s'engraissent vite et donnent une chair succulente.

14. 12° La *race hambourgeoise mouchetée*, qui comprend une variété d'or et une variété d'argent, se distingue de la polonaise par une petite crête divisée en deux ou plusieurs éminences coniques ayant la forme de cornes; derrière se trouve une huppe pendante. Le coq de Hambourg figure au nombre des races décrites dans le second volume des oiseaux de Buffon.

15. 13° La *race de Campine* ou d'*Hoogstraeten,* qu'on appelle aussi *hollandaise pondant tous les jours,* se divise également en deux variétés, l'une d'or et l'autre d'argent. Elle diffère des précédentes par l'existence d'une crête double et bien formée, ainsi que par l'absence de huppe. Les poules ont les

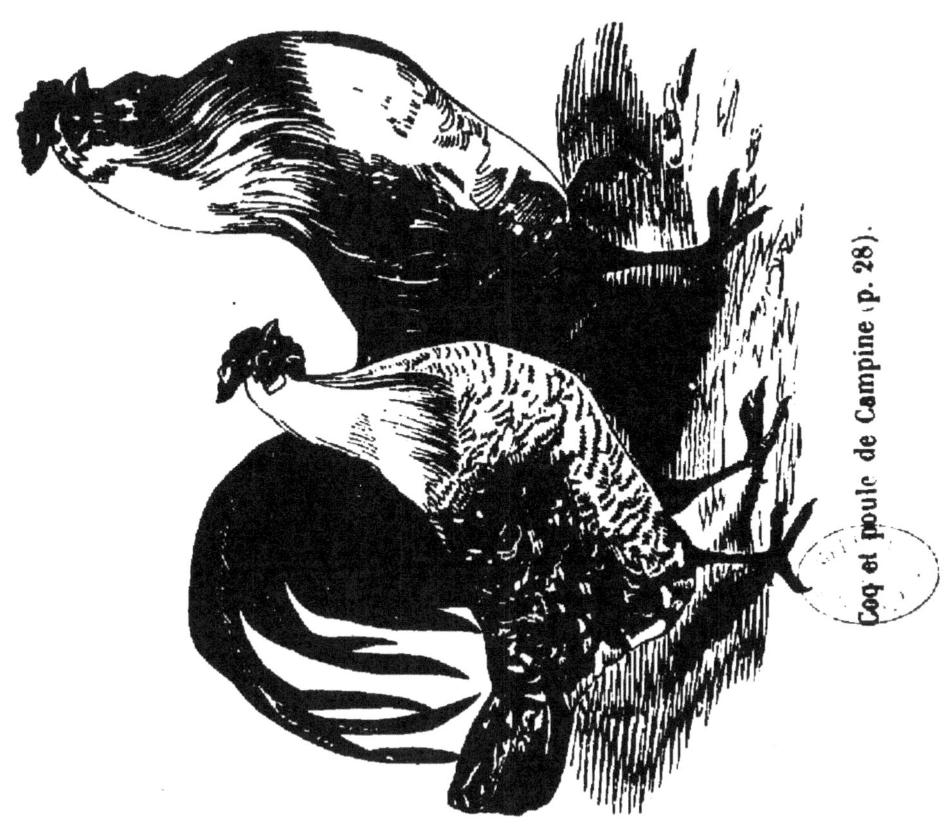

Coq et poule de Campine (p. 28).

PL. 12.

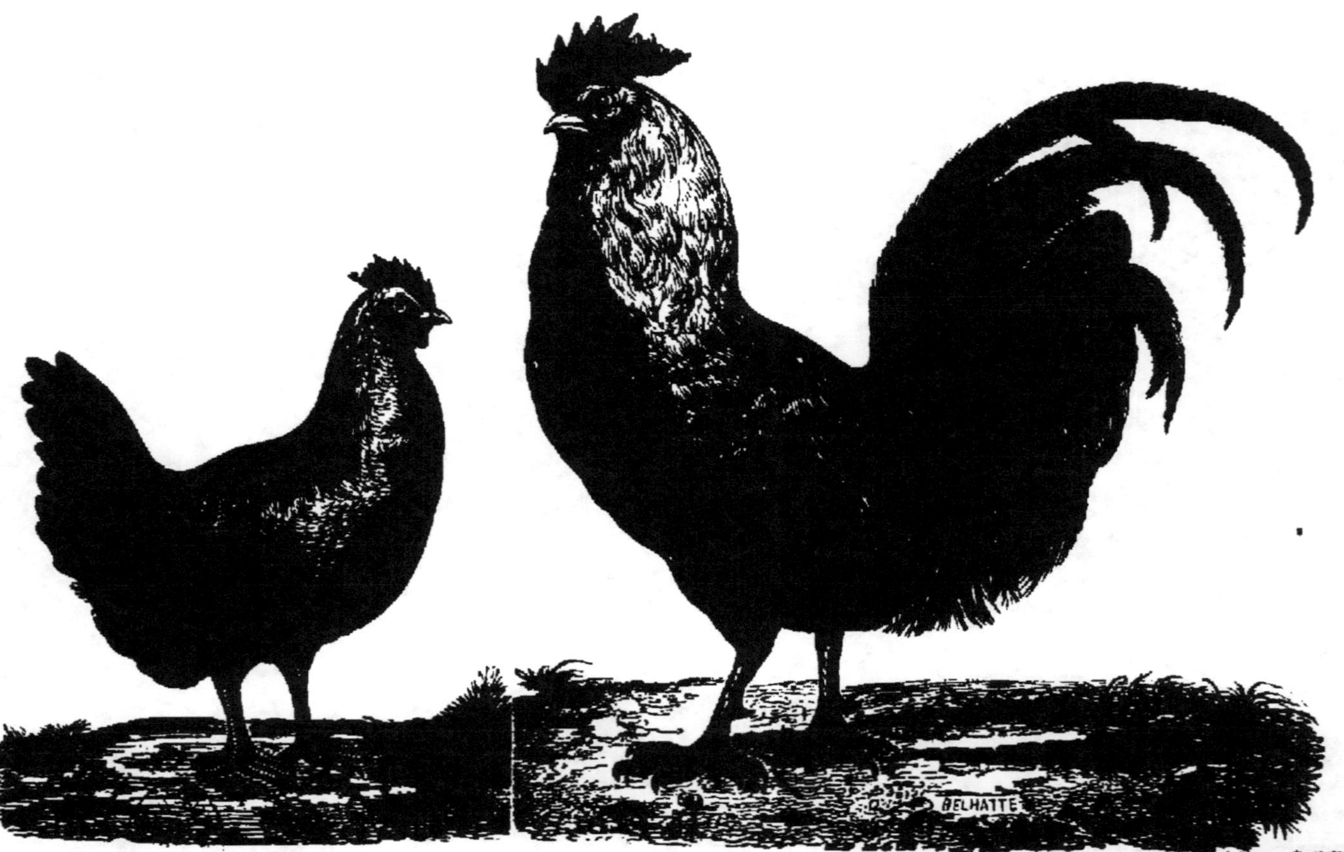

BELHATTE

pattes bleuâtres ; elles sont, ainsi que leur nom l'indique, bonnes pondeuses : pourvu qu'on les soigne bien, elles donnent un œuf par jour, même par la gelée et par la neige ; mais en revanche, elles sont mauvaises couveuses. Les œufs sont très-petits.

V. Races anglaises.

16. 14° La *race anglaise de Dorking*, ainsi appelée du nom d'une petite ville du comté de Surrey peu éloignée de Londres, est abondamment répandue dans le S. E. de l'Angleterre. Elle offre une particularité intéressante pour les naturalistes : des poules qui ont deux pouces à chaque patte, ou si l'on veut cinq doigts au lieu de quatre ; on en rencontre même qui ont six doigts. Leur origine est obscure : certains auteurs la font remonter à la conquête normande, d'autres à l'invasion des Romains, chez lesquels on connaissait les poules à cinq doigts ou *pentadactyli* (Pline et Columelle). Il paraît que, de nos jours, les poules à cinq doigts sont assez communes en Normandie.

C'est une race fort estimée pour sa chair blanche et juteuse. Elle a les pattes courtes et les formes trapues; elle s'engraisse rapidement. La couleur de son plumage est assez variable : on a prétendu que le vrai dorking est blanc ; mais il suffit de fréquenter les expositions anglaises et de consulter les amateurs, pour savoir que le gris et le tacheté sont très-recherchés. Il existe également des dorkings bruns, qui sont considérés par quelques personnes comme une variété perfectionnée , et désignée sous le nom de sussex : ils manquent souvent du cinquième doigt , ce qui est un avantage aux yeux de bien des éleveurs , parce que les couveuses sont ainsi moins exposées à casser leurs œufs. Une bonne poule dorking dépasse souvent , lorsqu'elle est grasse , le poids de 4 kilog. Les amateurs français , qui désireraient faire des élèves , peuvent se procurer en Angleterre une paire de beaux dorkings tachetés au prix de 25 ou 30 francs ; les blancs, qui sont plus rares, coûtent au moins le double. La poule dorking est bonne couveuse.

17. 15° La *race anglaise de combat*, dont les coqs sont si remarquables par leur courage et leur méchanceté, avait autrefois une très-grande importance dans la Grande-Bretagne. Mais il n'en est plus ainsi depuis qu'une loi est venue formellement interdire les luttes barbares pour lesquelles elle fournissait des combattants. Cependant, bien des amateurs anglais ont conservé ces oiseaux, tant à cause de leur démarche tout à la fois fière et gracieuse, et de leurs formes élégantes, qu'à cause de l'exquise délicatesse des œufs que donnent les poules, ainsi que de la blancheur et du bon goût de leur chair. Cette race n'a point de couleur constante : elle offrait autrefois presque autant de nuances qu'il y avait de grands amateurs. La variété rouge à poitrine noire, dite du comte de Derby, était une des plus estimées. Le coq de combat a naturellement la tête ornée d'une

fort belle crête, mais l'usage est de la couper.

Les poussins sont difficiles à élever : ils ont tant d'ardeur et de méchanceté qu'ils se battent sans cesse, jusqu'au point de se tuer ou tout au moins de s'aveugler. Les coqs sont incommodes dans une basse-cour : ils attaquent les autres volailles, même les plus grosses ; ils sont dangereux pour l'homme et surtout pour les enfants. La poule est bonne couveuse.

Il est difficile de découvrir l'origine de cette race si ancienne en Angleterre. Peut-être les premiers coqs de combat ont-ils été apportés par les Romains dans l'île de Bretagne, en même temps que l'usage du plaisir sauvage auquel ils servaient. Si cela était, le coq de combat anglais aurait une origine orientale, puisque les Romains faisaient venir les leurs de l'Asie. A l'appui de cette opinion, on peut dire que la race anglaise a, dans ses formes et dans sa démarche, quelque chose qui rappelle certaines races de l'Inde, et particulièrement celle de Sonnerat. Ceci du

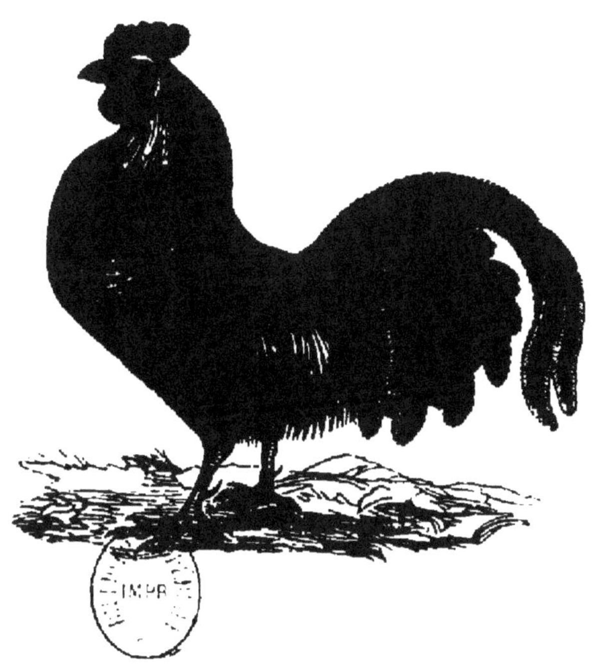

Coq de combat (p. 31).

PL. 14.

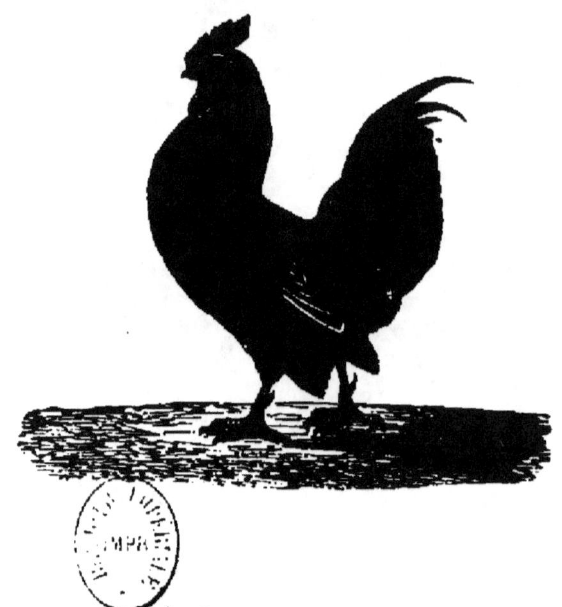

Coq de Bantam doré (p. 34).

reste ne saurait être qu'une pure hypothèse : les soins minutieux des éleveurs anglais ont tellement modifié la race, qu'il est aujourd'hui impossible de rien affirmer sur son état primitif.

Les éleveurs d'oiseaux de combat ne négligeaient rien pour l'amélioration et le perfectionnement de la race. C'est ainsi que pour obtenir des produits plus robustes, ils ne donnaient que trois ou quatre poules à un coq, et que pour rendre leurs poussins bien portants et vigoureux, ils les nourrissaient avec des fourmis de pré, des miettes de pain blanc et des œufs cuits dur, des feuilles de laitue, etc. Ces soins minutieux aboutirent à la création de diverses variétés remarquables, les unes par leur énergie, les autres par leur taille et par leur poids. Au nombre de ces dernières, il faut citer celle que forma le duc de Leeds dans le courant du dernier siècle.

Les *coqs de combat du duc de Leeds* différaient tellement des autres par leur taille gigantesque, qu'il y avait lieu de les considérer plutôt comme une race à part que comme une variété de la race ordinaire ; les habitués des combats de coq leur avaient donné le nom expressif de *shakebag* (litt. secoue-sac) et par corruption ou abréviation *shakbag*, à cause de l'effet extraordinaire que ne manquait pas de produire sur les parieurs l'apparition inattendue d'un combattant du poids de 5 kilog. à côté d'un adversaire moins pesant, lorsque, selon l'usage adopté alors en Angleterre, on secouait dans l'arène les sacs qui contenaient les deux champions pour chacun desquels les spectateurs avaient préalablement et au hasard engagé des paris.

18. 16° La *race de Bantam* est d'origine indienne ; mais, depuis deux siècles, elle a subi tant de modifications et elle s'est si bien acclimatée dans la Grande-Bretagne, qu'on doit aujourd'hui la considérer comme tout à fait anglaise. Bantam est le nom d'une ville du nord-ouest de l'île de Java, où les Anglais fondèrent nn comptoir au commencement du xvii° siècle. Cette ville, aujourd'hui ruinée , était alors un grand centre pour le commerce du poivre : elle entretenait de nombreuses relations avec l'Indoustan et avec la Chine. Les Anglais en s'y établissant, à la suite des Portugais et des Hollandais, y trouvèrent des petites poules qui provenaient, soit du centre de l'île, soit du continent indien. Frappés de la tournure de ces oiseaux, ils les envoyèrent dans la mère patrie, où tout naturellement ils prirent le nom de la ville qui les expédiait. Les *bantams* plurent beaucoup en Angleterre ; on s'occupa activement de leur éducation ; on les acclimata ; on les modifia ; bref, on en fit une race particulière qui a retenu le nom primitif et originaire.

La race de Bantam est très-remarquable par l'extrême petitesse de sa taille, et par la gracieuse élégance de ses formes qui sont aussi distinguées que celles du coq de combat. La vraie poule bantam est à peine aussi grosse qu'une perdrix, et elle ne pèse pas 1/2 kilog. : les excellents œufs qu'elle pond en abondance sont du volume de ceux d'un pigeon, et on les fait aisément couver par un pigeon. Elle est bonne couveuse, et cette qualité la rend précieuse pour certains amateurs qui lui donnent à couver des œufs de faisan. Cette poule mignonne est très-estimée dans une basse-cour d'amateur comme oiseau d'agrément.

Les Anglais se sont beaucoup occupés de son perfectionnement, et ils ont réussi à produire de très-jolies variétés ayant les pattes tantôt nues, tantôt emplumées jusqu'aux doigts.

Nous citerons au hasard : les bantams soyeux, les bantams jaunes, les bantams couleur de perdrix, les blancs, les noirs, les mouchetés, ceux que Buffon et le grand naturaliste Temminck, désignaient sous le nom de *turcs*, etc.

Parmi les plus belles on remarque les deux variétés d'or et d'argent, créées par sir John Sebright, auxquelles des formes élégantes et une démarche tout à la fois fière et gracieuse ont valu le nom de *coqs de combat en minia-*

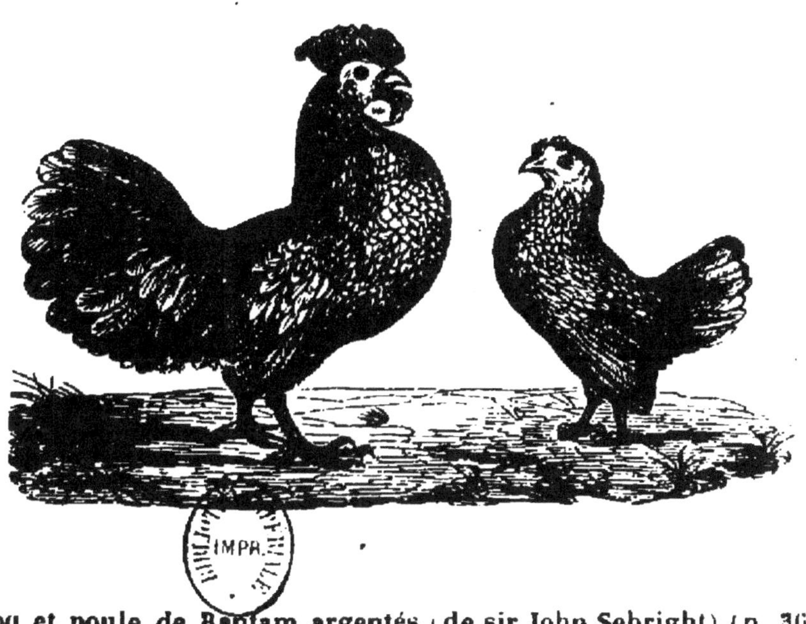

Coq et poule de Bantam argentés (de sir John Sebright) (p. 36).

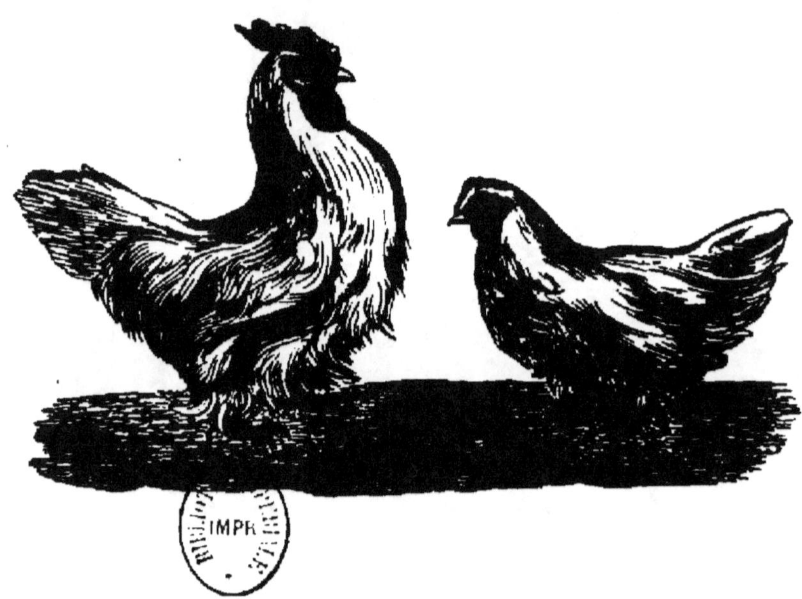

Coq et poule de Bantam (pattus blancs) (p. 36).

ture. Les bantams de sir John Sebright ont les pattes nues.

On peut se procurer des bantams en Angleterre et en France, mais il est assez difficile de se renseigner exactement à l'endroit de la pureté de la race. Il règne à cet égard beaucoup de confusion, même parmi les Anglais; bien des personnes donnent indistinctement le nom de *bantams* à toutes les poules naines, absolument comme certains amateurs français emploient dans le même sens le mot de poule anglaise.

VI. *Races de fantaisie.*

19. 17° La *race de Camboge* ou *sauteuse* est ainsi appelée parce que ses courtes pattes ne lui permettant pas de marcher aisément, elle se trouve forcée de faire des petits bonds lorsqu'elle veut aller un peu vite. La poule sauteuse est plus grosse que la bantam, avec laquelle on la confond quelquefois : elle n'est naine que par ses jambes qui sont en en effet très-courtes. Sa fécondité est remarquable, et c'est probablement elle qu'Aristote avait en vue lorsqu'il parlait d'une poule qui pond jusqu'à deux œufs par jour. Pline l'appelait *race adrienne*; Aldrovande et après lui Buffon, la mentionnent également.

20. 18° La *race noire de Mozambique* (*gallus morio*) ne doit être citée qu'en passant, et seulement à cause de sa bizarrerie : sa crête et sa peau sont de couleur bleu pourpre ; l'enveloppe de ses os est noire. Elle est, selon Temminck, originaire de l'Inde.

21. 19° La *race sans queue* ou *de Vallikikili* (*gallus ecaudatus*), n'a pas de croupion , ce qui explique suffisamment pourquoi elle est dépourvue de queue. C'est la race de Perse de plusieurs auteurs; d'autres, notamment Temminck, la disent originaire de Ceylan. Il paraît qu'elle se rencontre dans quelques provinces françaises, où on la considère comme féconde, *rustique* et précoce.

22. 20° La *race soyeuse* (*gallus lanatus*), qui provient du Japon et de la Chine, se compose d'oiseaux remarquables par le duvet blanc et soyeux dont ils sont revêtus jusque sur les pattes. Ils ont la crête petite et de couleur bleu pourpre ; c'est également la nuance de la peau et du périoste ; la chair est blanche. Les poules de cette race sont bonnes pondeuses, mais leurs œufs sont petits et de couleur brune. Elles s'acclimatent assez difficilement sous nos latitudes.

23. 21° La *race frisée* ou *crépue* (*gallus crispus*) qu'on rencontre dans l'Inde, à Java, à Sumatra et au Japon, doit son nom au plumage frisé et planté à rebrousse-poil, qui règne sur tout son corps, à l'exception des ailes et de la queue. Cet étrange vêtement la protége fort mal de l'humidité : aussi , la moindre averse la mouille jusqu'aux os, et lui donne l'aspect le plus piteux. La curiosité seule a pu déterminer quelques amateurs européens à entretenir ces oiseaux si difficiles à élever et à soigner sous nos climats froids et humides. La race primitive est blanche; mais on rencontre des poules crépues de différentes couleurs.

24. Ici se termine l'étude des principales races ou variétés de coqs et de poules. Nous espérons n'avoir omis aucune de celles qui méritent de fixer sérieusement l'attention de l'amateur de volaille. Nous pourrions bien encore en citer quelques-unes, telles que l'*ayam-alas* (*gallus furcatus*) de Java, et le *coq bronzé* (*gallus æneus*) de l'intérieur de Sumatra; mais ces races sauvages ne présentent qu'un intérêt purement scientifique. Nous pourrions aussi augmenter le nombre des races domestiques, en nommant quelques variétés peu répandues; mais, ces citations de races mal caractérisées ne feraient que jeter la confusion dans notre travail.

Pour servir de complément à notre classification, et en quelque sorte pour la résumer, nous allons mettre sous les yeux du lecteur un tableau contenant la taille et le poids des oiseaux de chacune des races les plus importantes, ainsi que le poids des œufs.

NOMS des RACES.	TAILLE		POIDS		POIDS DE L'ŒUF.
	DU COQ.	DE LA POULE.	DU COQ.	DE LA POULE.	
	centim.	centim.	kilog.	kilog.	gram.
Malaise............	80	60	5	4	70
Cochinchinoise.....	70	60	5	4	60
Commune.........	50	40	2	1 1/2	60
De Crèvecœur......	60	50	3	2 1/2	90
Du Mans..........	50	40	2 1/2	2	80
De Bruges.........	70	60	3	2 1/2	70
D'Espagne.........	70	60	3	2 1/2	90
De Padoue ou de Po-logne.............	60	50	2 1/2	2	60
De Campine.......	50	40	2	1 1/2	50
De Dorking........	50	40	3	2 1/2	70
De combat........	50	40	2	1 1/2	60
De Bantam........	30	25	0 1/2	100 gr.	30

Le but principal de ce tableau étant de faciliter aux amateurs la comparaison entre les diverses races, on a cru n'y devoir insérer que des chiffres ronds, qui ont l'avantage de se mieux graver dans la mémoire. Dans l'impossibilité où l'on se trouvait de déterminer avec une précision mathématique des choses aussi variables que le poids du corps et des œufs d'un oiseau, on s'est contenté d'une moyenne approximative, et on s'est principalement attaché à donner une idée juste des différences qui existent entre les races. Cependant, les chiffres de notre tableau n'ont pas été écrits arbitrairement et au hasard : pour les établir, nous avons consulté les meilleurs auteurs, tant français qu'étrangers; et avant de les adopter définitivement, nous avons examiné avec soin un grand nombre d'oiseaux.

CHAPITRE II.

ÉLEVAGE.

I. Choix des reproducteurs. — II. Éclosion artificielle. — III. Éclosion naturelle. — IV. Soins que réclament les poulets.

I. Choix des reproducteurs.

25. Columelle nous enseigne qu'un bon coq est alerte, pétulant, irascible, incapable de se laisser intimider, toujours prêt à se battre pour la défense de ses droits, et infatigable à chanter. Le savant agronome latin donne aussi, sur les formes extérieures, des règles qui sont très-propres à guider l'éleveur dans son choix, mais qui cependant ont besoin d'être modifiées suivant les races. Le coq, dit-il, doit avoir la crête bien droite et rouge comme du sang, les yeux noirs ou azurés, le bec court et crochu, le plumage rouge sur le corps mais de couleur jaune doré depuis la tête jusqu'à la poitrine, les muscles des ailes bien développés et forts, une belle et longue queue composée de deux rangs de plumes recourbées et se relevant presque jusqu'au-dessus de la tête, les cuisses longues, grosses et bien emplumées, les pattes courtes, fortes et armées d'éperons longs et pointus. Il ne faut pas employer de trop jeunes coqs; il ne faut pas non plus en garder de trop vieux qui finiraient par devenir paresseux, méchants et jaloux, et qui tourmenteraient les poules : le meilleur âge est de dix-huit mois à trois ans et demi ou quatre ans.

Quant aux poules destinées à la reproduction, il faut en subordonner le choix à celui du coq, de telle façon qu'on obtienne de l'uniformité dans les produits, et qu'on ne risque pas, par des accouplements inconsidérés, d'abâtardir une bonne race. Une poule qui chante souvent n'est pas plus estimée qu'un coq muet. L'âge est un point très-important : il ne faut pas oublier que la poule ne pond abondamment que pendant deux ou trois ans tout au plus; et elle doit être réformée après sa quatrième ou sa cinquième année d'existence.

26. Le coq est un oiseau polygame; le nombre de femelles qu'il peut servir varie selon le climat et aussi selon la race : tandis que sous l'influence de la stimulation énergique produite par le soleil vivifiant des contrées méridionales, un coq de l'une de nos variétés communes peut aisément féconder quinze et même vingt poules, la moitié de ce nombre lui suffira sous le ciel débilitant des pays du nord. D'après Columelle et Olivier de Serres, il paraît convenable de s'arrêter au nombre de dix ou douze dans les basses-cours françaises. Mais il est utile de faire remarquer que, sous tous les climats, le but qu'on se propose d'atteindre doit être le principal guide dans la fixation de la quantité de femelles qu'il convient de donner à un même mâle. Si, dans l'intention de créer ou de régénérer une race, on veut obtenir des produits uniformes, sains et vigoureux, il ne faut guère dépasser le nombre de cinq poules pour un coq, à l'imitation des grands éleveurs de coqs de combat anglais qui se bornaient souvent à trois ou quatre. Si le rôle du coq dans la basse-cour est tout simplement de stimuler la ponte, on peut alors lui donner vingt et même trente femelles.

On sait que le concours du mâle n'est pas nécessaire pour qu'une poule ponde ; mais, les œufs formés dans ces circonstances sont impropres à la reproduction, n'ayant point été fécondés ; ils ne renferment pas de germe, et portent dans la pratique le nom d'*œufs clairs*.

II. *Éclosion artificielle.*

27. C'est en se tenant assidûment accroupis sur leurs œufs, pendant un temps dont la durée varie selon les espèces, que la plupart des oiseaux y développent et y entretiennent la chaleur nécessaire à l'éclosion de leurs petits. Il existe cependant des exceptions à cette loi générale; au lieu de couver leurs œufs, certains oiseaux les déposent dans un monceau de terre mêlée de débris végétaux, dont la décomposition développe une chaleur suffisante pour l'éclosion. Ce procédé extraordinaire d'incubation est tellement dans l'instinct de ces étranges oiseaux que, non-seulement ils le suivent toujours dans leur pays natal, mais qu'ils le pratiquent encore sous nos climats. Quelques-uns d'entre eux, transportés d'Australie au jardin zoologique de Londres, y ont pondu, et y ont fait naître plusieurs petits par ce singulier moyen. On a remarqué que les œufs sont enfouis, le gros bout en haut, à la profondeur de $0^m,50$ environ et à la distance de $0^m,25$ l'un de l'autre, dans de petits monticules qui affectent une forme parfaitement pyramidale, et qui sont composés de trois ou quatre charretées de diverses substances que les oiseaux ont transportées avec leurs pattes.

28. Il est permis de croire que l'exemple

d'un pareil procédé d'incubation, aura donné aux hommes l'idée d'obtenir des oiseaux sans le concours d'une couveuse. Les peuples de l'Inde sont probablement les premiers qui se soient occupés d'éclosion artificielle ; et ils ont dû employer la chaleur produite par les substances organisées en décomposition : il paraît du reste que c'est encore le moyen suivi par les Chinois modernes pour faire éclore des canards. De l'Inde, ces inventions auront passé en Égypte ; Aristote et après lui Pline le naturaliste, nous disent que les anciens Égyptiens mettaient leurs œufs dans des vases qu'ils enfouissaient en terre, et qu'ils les échauffaient au moyen du fumier. Mais ce procédé primitif fut remplacé par l'incubation artificielle à l'aide des fameux *mamals* qui existent encore dans l'Égypte moderne, et dont on a tant parlé parmi nous.

29. Le *mamal-el-katakgt* ou *el-farroug* (fabrique à poulets) est un bâtiment rectangulaire coupé dans sa longueur par un corridor, de chaque côté duquel se trouvent les fours où se fait l'éclosion. Ces fours sont à double étage : l'inférieur a 1 mètre de haut, 2 de large et 3 de long; il est muni d'une porte ouvrant sur le corridor, et d'un trou circulaire assez grand, qui communique avec l'étage supérieur; ce dernier a les mêmes dimensions, si ce n'est une quarantaine de centimètres de plus en hauteur; il est percé de cinq ouvertures, deux latérales communiquant avec les fours voisins, une supérieure située au milieu de la voûte et pouvant donner accès à l'air extérieur, puis une porte ouvrant sur le corridor, et enfin, inférieurement, le trou circulaire commun aux deux étages. Attenant au local qui renferme les fours, se trouve l'endroit où l'on prépare la braise ardente, qui se fait tout bonnement avec des mottes composées de paille mélangée de fiente de chameau, de crottin de cheval ou de bouse de vache. Tout à côté encore, il existe une chambre destinée à recevoir les poussins nouvellement éclos. Un magasin pour les œufs et un logement pour le surveillant complètent l'ensemble des pièces qui constituent un mamal égyptien.

Passons maintenant aux détails de l'opération; et pour plus de clarté, désignons les fours situés de chaque côté du corridor par des numéros, ceux de droite par 2, 4, 6, 8, 10, 12, et ceux de gauche par 1, 3, 5, 7, 9, 11. On commence par mettre en activité les numéros 2, 6 et 10 d'un côté, ainsi que les numéros 1, 5 et 9 de l'autre. Pour cela, on dépose dans les étages inférieurs de ces fours trois lits d'œufs sur une couche de paille hachée et de poussière ; puis, on porte dans les étages supérieurs de la braise ardente, qu'on place dans une rigole régnant tout autour du trou circulaire qui fait communiquer ensemble les deux étages. Le feu est convenablement entretenu pendant une dizaine de jours. C'est la première période de l'opération. Au bout de ces dix jours, on laisse éteindre le feu, et on monte les œufs de l'étage inférieur à l'étage supérieur. En même temps, on met en activité les fours intermédiaires, n°ˢ 4,

8 et 12 à droite, n°s 3, 7 et 11 à gauche, lesquels étaient jusque-là restés vides : dans ceux-ci, comme dans les premiers, on place des œufs à l'étage inférieur et de la braise ardente à l'étage supérieur. C'est la seconde période de l'opération. Elle dure également une dizaine de jours, à la fin desquels les poussins éclosent des premiers œufs, qui ont continué d'être échauffés par les ouvertures latérales communes à tous les compartiments de l'étage supérieur. Les poussins éclos sont retirés du four et déposés pendant quelque temps, avant d'être remis aux personnes qui les élèvent, dans une chambre où règne une température convenable. La première série de fours étant libre, on recommence une nouvelle fournée en mettant des œufs dans l'étage inférieur et de la braise dans l'étage supérieur. C'est alors que les œufs de la seconde série de fours changent d'étage, et ainsi de suite. On voit que l'opération totale dure vingt à vingt-deux jours, divisés en deux périodes, et que tous les dix ou onze

jours le mamal produit une certaine quantité de poussins.

Nous ferons remarquer que ce procédé d'incubation artificielle a le mérite d'être assez exactement calqué sur la nature. Le lecteur se sera déjà aperçu que les œufs n'y sont jamais échauffés de bas en haut : pendant les dix premiers jours, ils reçoivent la chaleur de l'étage supérieur, c'est-à-dire de haut en bas comme sous une poule, et pendant la seconde moitié de l'opération, ils sont maintenus dans une atmosphère convenable au moyen de l'air chaud qui leur arrive latéralement des fours voisins, dans l'étage supérieur desquels le feu vient d'être déposé.

Il ne sera pas inutile de faire observer que le succès de l'opération dépend du tact des chauffeurs de mamal. Ces pauvres paysans égyptiens ignorent cependant que la température nécessaire à l'incubation est d'environ 40 degrés centigrades; d'ailleurs, le thermomètre est pour eux un instrument inconnu ; mais, ils ont une si grande habitude qu'ils entretiennent constamment dans leurs fours une chaleur de 35 à 40 degrés.

Cette température est inférieure à celle qui règne dans nos *couvoirs* modernes. L'appareil Cautelo, par exemple, maintient les œufs dans une atmosphère de 40 à 42 degrés. Aussi les poussins éclosent au bout de vingt ou vingt-deux jours dans le mamal égyptien, tandis que dans la *couveuse* Cautelo, ils viennent souvent au monde vers le dix-huitième ou le dix-neuvième jour. Mais en revanche, les poussins nés dans les appareils modernes sont, comme les plantes de serre chaude, d'un tempérament si délicat qu'ils supportent bien difficilement la température extérieure.

Le mamal égyptien, en apparence si grossièrement construit, est du reste très-propre à sa destination. Presque enfoui dans la terre, il ne subit que peu les variations de la température extérieure. Le pauvre combustible qu'on y emploie se prête peut-être aussi, beaucoup mieux qu'un plus riche, à fournir une chaleur modérée et suffisamment humide. Les nombreuses ouvertures dont est percé le compartiment qui contient le feu sont aussi d'une grande utilité pour régler la température : lorsque le chauffeur sent qu'il fait trop chaud, il ouvre les portes; lorsqu'au contraire il s'aperçoit que la température baisse par trop, il intercepte toute communication avec l'air extérieur.

30. Cette méthode d'incubation artificielle existe depuis plusieurs milliers d'années en Égypte; elle était autrefois entre les mains des prêtres qui très-probablement l'inventèrent. Ceux qui la pratiquent aujourd'hui sont de pauvres diables de paysans qu'on appelle Berméens, du nom d'un village voisin du Caire. Les Berméens ne sont en quelque sorte que les employés de propriétaires du pays avec lesquels ils partagent par moitié les bénéfices, qui consistent dans le tiers, ou un peu moins, des œufs qu'on leur donne à couver. Il y a ordinairement un mamal pour quinze ou vingt villages. Les habitants apportent leurs œufs, reçoivent un bon en échange, et reviennent au bout de vingt-deux jours prendre autant de fois deux poussins qu'ils ont donné trois œufs.

Ces poussins qui demandent les plus grands soins, surtout pendant les deux ou trois premières semaines, sont ordinairement élevés par des femmes. Elles en ont souvent trois ou quatre cents à la fois, et elles les tiennent le plus chaudement et le plus sèchement qu'elles peuvent, les mettant sur les terrasses qui couvrent leurs maisons, et les abritant pendant la nuit.

La quantité de poulets produite annuellement par les mamals était d'une centaine de millions dans l'ancienne Égypte, et on la porte encore aujourd'hui à une trentaine de millions.

31. On a essayé à différentes époques d'introduire en Europe le procédé égyptien : d'abord dans l'antiquité, chez les Grecs et chez les Romains ; puis au moyen âge, à Malte, en Sicile et en Italie ; et enfin en France, où deux rois s'occupèrent de faire construire des fours, Charles VII à Amboise et François Ier à

Montrichard. Sous les règnes suivants, on tenta encore des essais dont Olivier de Serres nous entretient. A une époque beaucoup plus récente, de nombreuses expériences furent faites par plusieurs savants : on connaît les essais de Réaumur, et ses couches de fumier renouvelées des Indiens et des Chinois ; après lui vinrent les tentatives de l'abbé Copineau, de Dubois, de Bonnemain et de plusieurs autres dont il serait intéressant, mais beaucoup trop long, d'analyser les travaux et de décrire les appareils. Toutes ces expériences ont prouvé la difficulté de s'approprier le secret des Berméens d'Égypte : malgré la découverte du thermomètre, nos savants n'ont jamais pu égaler la précision de ces pauvres paysans du Caire qui, dépourvus de tout instrument pour mesurer la température, règlent cependant leur feu avec tant d'habileté qu'ils réussissent à faire éclore la presque totalité des œufs.

On a dû reconnaître qu'un procédé nécessaire et praticable dans certains pays ne présentait en France, ni les mêmes avantages, ni les mêmes facilités. Il paraît que sous le climat de l'Égypte, les poules se refusent obstinément à couver, et qu'elles contraignent ainsi l'homme à employer des moyens artificiels pour obtenir des poussins, tandis que chez nous on n'éprouve pas la même disette de bonnes couveuses. D'un autre côté, le ciel chaud de l'Afrique est si favorable à la santé des jeunes poulets, qu'ils peuvent se passer des soins maternels ; en France, le plus difficile n'est pas de faire éclore, mais d'élever ces frêles créatures, incapables pendant longtemps de supporter l'influence directe d'un climat humide et froid.

Cependant quelques personnes intelligentes et soigneuses ont réussi à surmonter ces obstacles, et en prenant la précaution de mettre d'abord leurs poussins dans des appartements de moins en moins chauffés, elles sont parvenues à les accoutumer graduellement à la température extérieure. Mais les moyens ingénieux, tels que les mères artificielles en peaux d'agneaux garnies de leur laine, mis

en usage par des amateurs patients, ne sauraient être facilement employés par le commun des ménagères; et tout en payant un
juste tribut d'éloges aux hommes habiles qui
ont perfectionné en France et en Angleterre
les diverses méthodes d'incubation artificielle,
nous devons dire qu'il est infiniment plus
sûr, plus commode et probablement moins
coûteux d'élever des poulets à la manière ordinaire. Ce qui n'empêche pas les inventeurs
de bonnes *couveuses artificielles* d'avoir rendu
service à la science, en permettant aux naturalistes de faire éclore sous notre climat des
œufs qui, comme ceux de la tortue par exemple, n'auraient pas pu être couvés d'une autre façon.

— Toutefois, après avoir si longuement
décrit l'antique procédé égyptien, ce serait
commettre une véritable injustice envers les
modernes, que de passer entièrement sous
silence les appareils d'incubation artificielle
actuellement en usage parmi nous. Nous
allons donc faire connaître en quelques mots

celle des *couveuses* contemporaines que nous pensons être la meilleure. Elle a été construite en 1854 par les soins de **M. Gérard**, faisandier à Paris; et depuis le commencement du printemps de cette année 1855, tout le monde a été appelé à la voir fonctionner, rue Jean-Goujon, aux Champs-Élysées, tout près du palais de l'exposition universelle.

La *couveuse* de **M.** Gérard se compose d'une chaudière cylindrique remplie d'eau chauffée à une température convenable. De la partie supérieure de cette chaudière, un peu au-dessous du niveau de l'eau, partent deux conduits en gutta-percha, qui se dirigent horizontalement ou à peu près, l'un à droite, l'autre à gauche, sur une longueur qui varie selon l'importance de l'appareil. En vertu du principe qui préside à la construction du siphon, l'eau de la chaudière remplit les deux conduits en gutta-percha, dans lesquels elle forme une nappe de 3 centimètres d'épaisseur et de moins de 1 mètre de largeur. Après avoir communiqué sur son passage la chaleur qu'elle contient, cette eau, arrivée à l'extrémité des conduits en gutta-percha, descend verticale-ment dans des tuyaux en zinc qui, se recour-bant et prenant une direction horizontale, font retour à la partie inférieure de la chaudière. L'eau s'échauffe de nouveau, puis, en vertu d'une loi naturelle, elle gagne la partie su-périeure et entre dans les conduits en gutta-percha, où elle recommence un nouveau voyage qui est suivi d'une infinité d'autres. Il y a donc dans l'appareil une circulation continue d'eau chaude, qu'on ne saurait mieux comparer qu'à la circulation du sang chez l'homme et chez les animaux. La chau-dière et son foyer représentent le cœur et les poumons ; les conduits en gutta-percha font l'office des artères ; les tuyaux en zinc sont de véritables veines, qui ramènent à la source centrale de calorique le liquide refroidi après une course où il a répandu sur son passage la chaleur et la vie.

Passons aux détails, et à l'application. C'est là surtout que nous verrons quelque chose de neuf, d'ingénieux et de simple tout à la fois. M. Gérard range ses œufs dans des tiroirs placés immédiatement au-dessous des conduits en gutta-percha, qui remplissent exactement l'office d'une poule couveuse. Mais, comme la gutta-percha pourrait, en s'allongeant sous le poids de l'eau, peser inégalement sur les œufs, M. Gérard a pris soin de la maintenir au moyen d'une chemise en calicot. A l'aide d'un mécanisme fort simple, on peut du reste baisser et lever les tiroirs à volonté, de manière à soumettre les œufs plus ou moins directement à la chaleur, en les éloignant ou en les approchant de la nappe d'eau chaude. Pour soustraire l'appareil aux variations de la température extérieure, on a pris soin de le placer dans un appartement bien chaud, et de plus, on a répandu sur toutes ses parties une couche assez épaisse de sciure de bois, corps mauvais conducteur du calorique. La température adoptée par M. Gérard est inférieure à celle de beaucoup de couveuses modernes : elle varie de 37 degrés à 39 degrés, et se rapproche par conséquent de celle des mamals égyptiens. Un système ingénieux de soupapes, empêche la chaleur de dépasser une certaine limite. L'éclosion a presque toujours lieu le vingt et unième jour ; quelquefois cependant, elle arrive un peu plus tard, rarement plus tôt. C'est en se conformant ainsi aux lois de la nature, que M. Gérard obtient des poussins qui nous ont paru aussi vigoureux que ceux qui naissent sous une poule. L'appareil peut servir en même temps pour toutes sortes d'oiseaux : il suffit de mettre les œufs dans l'un des tiroirs, et au bout du temps requis, l'éclosion a lieu. Lors de notre visite, nous avons remarqué, entre autres élèves, des petits perdreaux fort gaillards. Quant au nombre d'œufs que l'on peut mettre couver à la fois, il varie selon les dimensions de l'appareil. Celui que M. Gérard fait fonctionner aux Champs-Élysées se compose de vingt-quatre tiroirs, et peut contenir environ trois mille œufs. La dépense en combustible est fort peu considérable : 2 hectolitres de houille suffisent , et au delà , pour vingt et un jours.

Maintenant, on se demandera ce qu'il faut penser de cette couveuse , au point de vue pratique ! La question est délicate. En matière d'incubation artificielle , plus qu'en aucune autre, on doit dire : *Tant vaut l'homme , tant vaut l'instrument.* La meilleure couveuse artificielle , mise entre les mains d'un homme négligent ou incapable, est exposée à se voir transformée en machine à cuire les œufs. C'est l'histoire du thermosiphon de Bonnemain, de l'hydro-incubateur de Cautelo et de bien d'autres appareils. Ce qui distingue essentiellement l'incubation artificielle de l'incubation naturelle, c'est que dans la première, l'homme est obligé de veiller à **tout** , tandis que dans la seconde, il n'a qu'à se croiser les bras et laisser agir l'instinct naturel des animaux. Une fois que vous avez trouvé une poule bonne couveuse, et que vous lui avez donné le nombre d'œufs qu'elle peut couvrir de son corps, tout est fait ; moins vous interviendrez, mieux vous réussirez. Au bout de 21 jours, les poussins écloront, et aussitôt nés, ils trouveront sous les ailes de leur mère un abri bien plus sain que celui que pourrait leur procurer l'homme le plus savant. Dans l'incubation artificielle au contraire, il faut trois semaines d'une attention continue pour faire naître les poussins, et ensuite, il faut un mois de soins minutieux pour les empêcher de mourir.

Revenons à M. Gérard, et voyons comment il résout la deuxième partie du problème, qui consiste à élever sans mère les poussins éclos artificiellement. Dès qu'ils sont sortis de la chambre où se trouve son *couvoir*, M. Gérard place ses élèves sur le gazon, dans un jardin bien abrité. Il les enferme dans un petit parc rectangulaire, à l'une des extrémités duquel se trouve suspendue, à quelques centimètres du sol, une boîte en zinc, pleine d'eau chaude et garnie extérieurement d'une peau d'agneau. C'est la mère artificielle sous laquelle les poussins viennent instinctivement se réchauffer.

Pour terminer et pour conclure, nous dirons consciencieusement que l'appareil de M. Gérard mérite les plus grands éloges. Sans doute, il n'est pas appelé à passer entre les mains du petit cultivateur, qui a bien autre chose à faire que de prodiguer à des œufs et à des poussins des soins maternels ; mais les savants en doivent être très-satisfaits, et les amateurs de volaille en pourront tirer profit.

III. *Éclosion naturelle.*

32. Les jeunes poules commencent à pondre dès le mois de février, quand il est doux, et elles donnent plus d'œufs que les vieilles, qu'il faut réserver pour couver.

Il faut avoir attention de lever les œufs à mesure que les poules pondent, pour les mettre séparément par jour et ne pas les confondre, afin d'être en état par là de les distinguer plus sûrement, pour en faire ensuite l'usage que l'on veut.

On doit se défaire des poules qui cassent et mangent leurs œufs.

33. Lorsque les poules, après leur ponte, qui est ordinairement de dix-huit ou vingt œufs pondus de suite, commencent à glousser, on doit leur préparer un nid, où l'on met les œufs ; il doit être dans un lieu retiré, au midi, creux dans le fond et garni de foin.

On ne doit pas mettre couver les poules qu'elles n'aient deux ans et demi ; elles peuvent alors couver jusqu'à cinq et même six ans. En prenant ces précautions, c'est-à-dire en mettant, sous une poule de deux ans et demi à trois ans, les œufs d'une jeune poule qui ne s'est prêtée à aucun coq étranger, on entretient sa basse-cour d'une bonne race, qui se conserve toujours entière.

On ne doit pas mettre couver les poules qui sont farouches ou qui ont de grands ergots ; il faut choisir celles qu'on appelle *franches*, c'est-à-dire qui ne prennent pas facilement l'épouvante, qui sont d'une complexion forte et bien éveillées.

34. Le nombre d'œufs que l'on donne à couver doit être proportionné à la force des couveuses; il faut encore avoir égard à la saison. Quand la couvée est avant le mois de mars, on donne douze œufs au plus à la poule; au mois de mars, quatorze ou quinze; en avril et aux temps chauds, dix-sept ou dix-huit œufs au plus.

On doit bien choisir les œufs que l'on veut faire couver; il faut prendre les plus gros, les plus frais, voir s'ils sont sains et bien pleins, et même faire attention qu'ils soient égaux en grosseur. Il faut marquer la partie supérieure de l'œuf avec quelque couleur, afin de pouvoir s'assurer si la couveuse a retourné tous ses œufs; en général, il faut faire attention à ce que les œufs que l'on met sous une poule n'aient pas plus de neuf à dix jours.

35. On doit bien se garder de remuer souvent les œufs pendant le temps de la couvée, on peut seulement les tourner une ou deux fois pendant que la poule n'y est pas, afin qu'ils sèchent également partout; mais il vaut encore mieux remarquer les poules qui re-

tournent bien leurs œufs, afin de leur donner la préférence pour d'autres couvées.

Il faut laisser les couveuses bien tranquilles, et mettre auprès d'elles de quoi boire et manger, pour qu'elles ne soient pas dans le cas de quitter longtemps leur nid, surtout vers la fin de la couvée, le moindre froid faisant périr les petits dans les coquilles.

Lorsque, dans les derniers temps de la couvée, la poule sort du nid pour manger, il faut remuer le foin, afin qu'au retour elle retrouve tout en ordre, et qu'elle s'accroupisse tout de suite sur ses œufs.

On ne doit point négliger d'éloigner des couveuses les coqs qui viennent pour couver à leur place quand les poules sont sorties du nid ; ce qu'ils ne font jamais sans casser quelques œufs : alors les poules, dégoûtées, abandonnent leur nid au moment où les petits sont prêts à éclore.

Il faut avoir soin, tous les jours, de lever les poules, qui, étant trop attachées à leur couvée, ne sortent qu'avec peine de leur nid :

elles ont besoin de prendre l'air, au moins une fois par jour, pour qu'elles se vident à leur aise; mais en même temps il faut prendre garde qu'elles restent trop longtemps hors de leur nid, pour que les œufs ne perdent pas de leur chaleur; enfin, il faut faire manger les couveuses deux fois par jour.

Lorsqu'une couveuse est impatiente, et qu'elle cherche à sortir de son nid, il ne faut lui donner qu'une nourriture fort ordinaire chaque fois qu'on la fait sortir de son nid pour manger; et quand on la remet sur ses œufs, il faut lui présenter dans la main quelques grains de chènevis, ou de froment, ou de millet : par ce moyen, elle ira se remettre, au bout de quelques jours, d'elle-même sur le nid, dans l'espérance d'être mieux nourrie.

Si une poule mange ses œufs et les becquète, il faut faire durcir un œuf sous la braise, tout aussitôt y faire plusieurs petits trous imperceptibles, et le présenter à la poule : bientôt elle le becquète; mais elle se rebute, parce qu'elle se brûle : au bout de deux ou trois jours de suite du même essai, elle sera tout à fait corrigée de ce défaut.

36. Vers le dixième ou onzième jour de la couvée, il faut avoir l'attention de mirer les œufs, pour voir s'ils ont pris : on remarque ceux qui paraissent avoir moins de vigueur que les autres, pour donner les secours aux poussins que les œufs contiennent, quand le temps de l'incubation approche.

Le plus sûr moyen pour distinguer ces œufs, c'est de les mirer exactement l'un après l'autre ; et voici comment on y procède. On prend un tamis, ou, mieux encore, un petit tambour, dont la peau soit bien tendue ; on le met au soleil, et l'on y expose les œufs l'un après l'autre ; on remarque si, après qu'ils y ont été environ une minute, l'ombre de l'œuf vacille : l'embryon, qui sent cette vive chaleur, s'agite ; s'il est bien vigoureux, il donnera de vives secousses, que l'on aperçoit au mouvement plus ou moins sensible de l'œuf. On placera alors sous la poule, le plus avantageusement pour qu'ils ne manquent pas de chaleur, les œufs qui ont été le moins ébranlés, ce qu'on aura eu soin de bien distinguer en les marquant.

37. La couvée dure vingt et un jours : vers le dix-neuvième, il faut faire une visite exacte dans le nid, pour donner les secours nécessaires aux poussins qui ne peuvent pas sortir de la coque ; car il arrive quelquefois que ces petits animaux, ayant été privés de la chaleur continuelle de la poule, ou par le dérangement des œufs, ou parce qu'on a négligé de les tourner, sont si faibles qu'ils ne peuvent franchir la coque : il faut alors, pour les empêcher de périr, lever peu à peu, dès qu'on entend le poussin piauler, quelques éclats de la coque, ayant bien soin de ne pas déchirer le poussin avec les ongles ; car pour peu qu'il fût blessé, il périrait tout de suite : il faut même, en visitant, avoir tout prêt du vin tiède, avec moitié d'eau et un peu de sucre, pour tremper un doigt dans le vase où est cette liqueur, et en mouiller un peu le bec du poussin, qui, en piaulant, en avale un peu et prend de nouvelles forces.

38. Telle est la pratique conseillée par les

bons auteurs pour réussir dans l'éclosion naturelle. Elle peut se résumer en quelques re-
commandations qu'une bonne ménagère ne
doit jamais perdre de vue. Veillez à ce que la
poule qui couve ne soit pas troublée dans son
importante occupation ; éloignez d'elle tout
ce qui pourrait l'épouvanter et lui faire quitter ses œufs ; n'en laissez approcher qu'une
personne avec laquelle elle soit familière , et
tàchez que cette personne ne la chasse jamais
de son nid, soit pour retourner les œufs, soit
pour tout autre motif. Lorsque arrive l'é-
poque de l'éclosion, soyez très-circonspect
dans votre intervention, et n'oubliez pas que
la nature est un plus grand maitre que vous.
N'allez pas, sous prétexte d'aider un poussin
à sortir de la coque, le faire mourir en le privant prématurément d'une demeure où il avait
encore besoin de rester quelque temps.

Les dernières heures du séjour dans l'œuf
sont employées à l'absorption du jaune; et
cette nourriture fortifiante est d'autant plus
indispensable au poussin qu'il devra, une fois

venu au monde, chercher lui-même sa subsistance, sans avoir, comme beaucoup d'autres oiseaux, la ressource de la becquée que leur apportent leurs parents. La prudence veut donc qu'on laisse le poussin sortir lui-même de sa coquille; il ne faut venir à son secours que lorsque, après l'absorption du jaune de l'œuf, il se présente quelque obstacle extraordinaire à la délivrance du petit prisonnier, lorsque par exemple la coque se trouve fortement collée à ses plumes. Dans ce cas, on le décolle avec précaution, à l'aide d'un peu d'eau tiède.

IV. Soins que réclament les poulets.

39. Le petit oiseau qui sort d'un œuf de poule s'appelle *poussin;* ce n'est que plus tard, alors que son duvet a été remplacé par des plumes, qu'il prend le nom de *poulet.* Dans les premiers moments qui suivent son éclosion, le poussin n'a pas besoin de manger : la provision de jaune d'œuf qu'il vient d'absorber lui suffit pour environ vingt-quatre heures. Aussi la soif le tourmentera-t-elle avant la faim. Pour satisfaire ce besoin, mettez de l'eau bien propre à la portée des poussins ; et servez-vous d'un vase plat, afin qu'ils ne risquent pas de se noyer. Cette précaution prise, il faut songer à leur donner à manger. L'essentiel n'est pas de distribuer d'abondantes rations, mais de les renouveler régulièrement et souvent. C'est là un point capital que ne doit jamais perdre de vue la ménagère qui veut réussir dans l'éducation de la volaille. Les jeunes oiseaux croissent rapidement, et ils souffrent quand ils n'ont pas presque constamment à manger. Bien que les petits de la poule ne soient pas, sous ce rapport, aussi exigeants que ceux de la dinde, de la pintade, du faisan ou du cygne, il est cependant nécessaire de ne pas les négliger durant six semaines environ. Pendant les premiers jours surtout, on leur donnera à manger trois ou quatre fois avant midi, moins souvent dans le reste de la journée : ils ont bien meilleur appétit le matin que le soir.

Les œufs cuits dur et hachés menu conviennent parfaitement aux poussins ; mais, outre que cette nourriture est trop coûteuse, elle aurait aussi l'inconvénient de les échauffer, si on la donnait en trop grande quantité. Des miettes de pain trempées, une sorte de bouillie faite avec de la farine d'orge ou d'avoine, de l'orge cuite, du millet cru, des feuilles de poireau hachées menu, du son, des pommes de terre, forment une alimentation très-saine et assez économique. Les fourmis de prés, les petits vers blancs, les feuilles de laitue, le lait caillé, le pain blanc rôti et trempé dans du vin généreux pour être administré de temps en temps, comme tonique, soit aux poussins les plus faibles, soit aux couveuses épuisées, sont des substances qui méritent d'être recommandées aux amateurs dans l'éducation des oiseaux de fantaisie.

40. Mais la ménagère qui prend soin de donner fréquemment et régulièrement à ses poussins une nourriture saine et variée, ne remplit encore que la moitié de sa tâche ;

l'autre moitié consiste à garantir la jeune famille du froid et de l'humidité. On se trouvera bien de mettre les jeunes oiseaux , aussitôt après l'éclosion , au fond d'une futaille ou d'un panier garni d'étoupes, l'espace d'un jour, dans un lieu chaud , en ayant soin de leur donner de temps en temps un peu d'air. Le lendemain, on les exposera avec précaution au soleil. Pour cela, on les placera avec leur mère sous une espèce de case à clairevoie, d'où ils pourront sortir un peu pour prendre leurs ébats, mais où ils seront sans cesse rappelés par la sollicitude maternelle. La poule, trop grosse pour passer à travers les barreaux , se trouvera de la sorte emprisonnée et hors d'état d'entraîner sa couvée à l'écart , loin de l'œil surveillant de la ménagère. Cette case aura encore l'avantage de permettre qu'on donne à manger aux jeunes oiseaux au dehors, sans craindre que la mère ne dévore une bonne partie de leur nourriture. Avec ces précautions, on exposera souvent les poussins au grand air pour les fortifier, mais jamais par un mauvais temps.

Quand ils auront acquis une certaine force, on pourra les réunir au nombre de vingt-cinq ou trente, et les donner à mener à une seule poule, afin de remettre les autres mères pour couver de nouveau.

Quelques personnes se servent comme *conductrices* de dindes dont les larges ailes peuvent commodément abriter une quantité considérable de poussins, et elles s'en trouvent fort bien. On a aussi conseillé l'emploi des chapons, et on a imaginé divers moyens plus ou moins barbares de contraindre ces pauvres oiseaux mutilés à remplir, avec une tendresse presque maternelle, des fonctions auxquelles la nature ne les avait point destinés : tantôt on les enivre, tantôt on leur frotte avec des orties le ventre préalablement déplumé. Mais nous pensons qu'on fera bien de ne se servir de ces mères *forcées* qu'en cas d'absolue nécessité.

41. La saison la plus convenable pour élever des poulets est le printemps. L'été n'offre pas les mêmes avantages, parce que les élèves tardifs n'ont point assez de temps pour se fortifier avant l'hiver. Il faut donc *asseoir* les poules aussitôt que les derniers froids du commencement de l'année sont passés. Dans la race commune, les couvées écloses en avril, lorsqu'elles sont bien soignées, donnent souvent des poulettes qui commencent à pondre dès'le mois de septembre de la même année. Les couvées d'hiver, outre qu'elles sont difficiles à obtenir, ont encore l'inconvénient de réclamer les soins les plus minutieux pour être menées à bien. Cependant, comme il est des personnes qui veulent avoir à tout prix des poulets de très-bonne heure sur leur table, nous allons donner un moyen de faire éclore des poussins à l'arrière-saison.

42. Il faut pour cela prendre une poule d'Inde, après Noël; on la met dans un lieu bien chaud; on lui donne vingt-cinq œufs de poule à couver. Dans dix-huit ou vingt jours, les poussins éclosent; on les met chaudement dans un panier avec de la plume durant cinq ou six jours et on les nourrit à l'ordinaire tant qu'ils sont sous l'aile de la mère.

43. D'après un auteur du dernier siècle, ce qu'il y a d'essentiel dans l'éducation des poulets peut se réduire aux quatre points suivants : « 1° lieu chaud et exempt de toute espèce d'humidité ; 2° propreté la plus scrupuleuse ; 3° nourriture bien appropriée à l'âge, abondante et fréquemment renouvelée ; eau pure et fraiche pour boisson ; 4° exposer les poussins au soleil autant que les circonstances le permettront, et s'il est trop brûlant, couvrir le haut de la cage avec un linge qui les mettra à l'ombre sans les priver de la chaleur. »

CHAPITRE III.

ENTRETIEN.

I. Nourriture des poules. — II. Logement.

I. Nourriture.

44. La nourriture qui convient à la volaille se compose des criblures et des vanneries de grains entremêlées de quelques herbes hachées, ou de quelques fruits, selon la saison, et de son bouilli. On peut donner aux poules de l'avoine pure lorsqu'on veut qu'elles pondent, de même de l'orge moulue, de la vesce, du millet, du blé-sarrasin, du chènevis; la graine de tournesol est aussi une excellente nourriture, et il n'y en a peut-être pas qui lui soit préférable. On prétend que l'orge à demi cuite leur fait pondre de gros œufs.

On donne 100 à 150 grammes de grain par jour aux poules qui sortent, et environ 200 grammes à celles qu'on tient enfermées :

les lupins, qui sont des pois plats et amers,
ne leur valent rien.

45. En général, il faut avoir soin de donner alternativement aux poules une nouriture échauffante et une nourriture rafraîchissante; il faut user du chènevis avec précaution, afin que les poules soient échauffées suffisamment, sans l'être à l'excès.

Tandis que le coq gratte autour de la poule, elle continue toujours à gratter et à becqueter la terre; alors elle est dans l'état tempéré que l'on peut désirer pour la propagation; si, au contraire, elle va d'elle-même s'accroupir auprès du coq, il faut la rafraîchir, parce qu'elle est trop ardente; si elle fuit le coq, alors il faut l'échauffer en lui donnant du chènevis.

Si l'on s'aperçoit qu'une poule tourne à la graisse, il faut retrancher le sarrasin, qui nuirait à la ponte, et il faut se servir du chènevis; mais si l'on voit que, par un trop long usage du chènevis, elle devienne maigre, il faut alors lui rendre du sarrasin : par ce moyen, elle deviendra féconde et se remettra en chair.

On peut aussi, en place de chènevis, donner de l'avoine aux poules que l'usage du sarrasin a trop engraissées ; l'avoine les anime à la ponte ; il est certain que quelques grains de sel, de temps à autre, les y excitent aussi beaucoup.

46. On peut encore bien nourrir les poules et les rendre propres à la ponte, en conservant une partie des eaux de lavure de la cuisine, ainsi que les croûtes et les miettes de pain; on rassemble tous les restes des herbes et des légumes qu'on emploie à la cuisine ; on met toutes ces différentes substances dans un chaudron, que l'on remplit, ou à peu près, de lavures d'assiettes ; on fait bouillir le tout jusqu'à une certaine consistance avec du son , tantôt d'orge , tantôt de seigle, tantôt de froment. On leur donne cette nourriture entre six et sept heures du matin, en été ; en hiver, entre huit et neuf heures. On les laisse ainsi jusqu'à onze heures ou midi en hiver, et neuf à dix heures en été. On les appelle alors pour leur donner du grain ; on leur en jette à terre environ une petite poignée pour chacune ; on les laisse ensuite chercher leur nourriture le reste de la journée.

47. Les poules aiment beaucoup les mûres : on plante pour elles des mûriers blancs ou noirs.

Il y a une ronce qui porte des mûres noires que la volaille aime beaucoup ; ces mûres sauvages leur rendent la chair blanche et délicate. Il est bon d'en mettre beaucoup dans les haies de clôture, qui en deviennent d'ailleurs plus épaisses et en quelque sorte impénétrables.

La poule est très-redoutable aux abeilles ; c'est pourquoi il faut toujours que le poulailler soit éloigné du rucher.

48. Une bonne fille de basse-cour doit être vigilante, et ne jamais oublier de donner à manger le matin et le soir, et toujours dans le même endroit ; il faut qu'elle fasse rentrer elle-même la volaille dans le poulailler, qu'elle

en ferme soigneusement l'entrée, qu'elle voie sortir ses poules chaque matin, et les reconnaisse de temps en temps dans la journée.

Une précaution qui paraîtra minutieuse, et qui n'est pourtant pas à négliger dans les fermes, c'est de jeter dans un trou pratiqué vers quelque coin de la cour le fond des criblures que les poules ont laissées; car en balayant ces restes sur le fumier, ils s'y conservent longtemps, et vont ensuite donner naissance à une infinité de mauvaises herbes qui infestent les champs.

49. Au surplus, il est assez difficile de poser des règles fixes pour la nourriture des poules : la nature et la quantité des vivres doivent nécessairement dépendre des circonstances dans lesquelles on se trouve, et aussi de la race que l'on entretient. Il ne faut pas perdre de vue l'usage auquel on destine la volaille, puisqu'il y a telle nourriture qui pousse à la graisse et telle autre qui pousse à la production des œufs. Il y a certaines races indolentes qui mourraient de faim si on ne leur

distribuait pas plusieurs fois par jour d'abondantes rations; il y en a d'autres au contraire qui sont en état de vivre presque partout, parce qu'elles sont constamment en quête, grattant la terre pour y trouver des insectes et en retirer les grains qui y sont enfouis, remuant le fumier et les immondices pour y découvrir les moindres choses et en faire leur profit.

Au nombre de ces dernières, il faut compter les poules communes que l'on rencontre d'ordinaire dans nos cours de ferme. A cause de leur grande activité, elles sont un peu dévastatrices, et elles obligent le cultivateur à se mettre en garde contre leurs rapines, en fermant soigneusement la porte de sa grange et en leur interdisant l'entrée de son jardin; mais c'est à peu près là leur seul défaut, et il est assez largement compensé par des qualités, dont la principale est de ne coûter rien ou presque rien à nourrir. Pourvu que leur nombre n'excède pas l'importance de l'exploitation, ces poules trouveront de quoi vivre dans ce qui tombe par terre des récoltes qu'on rentre en temps de moisson, dans ce qui se perd près des granges au moment du battage, dans ce qui s'échappe de la ration des animaux à la porte des étables, et jusque dans les grains non digérés que renferme le fumier des bêtes de trait. Si dans la mauvaise saison la neige couvre le sol, on sera obligé de venir à leur secours, mais alors encore on pourra le plus souvent se borner à leur distribuer des criblures sans valeur.

La question de la nourriture supplémentaire a son importance dans l'économie d'une basse-cour, et sa bonne solution pratique demande un certain tact : si vous ouvrez trop facilement la porte de votre grenier pour vos poules, elles compteront sur cette nourriture commode, elles deviendront paresseuses et ne voudront plus se donner la peine de chercher laborieusement dans votre cour le grain qui se perd. C'est donc à la prudence de la ménagère qu'il appartient de prononcer sur l'opportunité de la ration supplémentaire.

50. La volaille qui garnit une cour de ferme étant en quelque sorte abandonnée à elle-même, il ne peut guère s'élever de question sur le choix de la nourriture qu'il convient le mieux de lui donner; mais il n'en est pas de même de celle qui orne la basse-cour d'un amateur. Il ne s'agit plus alors d'animaux dont la destination principale est de tirer parti de vivres qui se perdent, mais d'oiseaux plus ou moins précieux auxquels il faut procurer chaque jour une ration complète.

Dans ce dernier cas, des discussions nombreuses ont eu lieu entre les personnes compétentes. Les uns ont vanté l'orge, et on leur a répondu que l'orge avait le défaut d'agir comme purgatif sur la volaille; les autres ont recommandé le sarrasin, et on leur a répondu que le sarrasin, très-bon sans doute pour engraisser les poules, offrait l'inconvénient de les empêcher de pondre; d'autres encore ont préconisé l'usage du chènevis, auquel de bons praticiens reprochent d'être trop échauffant. Ceux-ci sont partisans de l'avoine, du seigle et en général de tous les grains; ceux-là tiennent pour le son, pour les pommes de terre, pour les choux, pour les navets, pour les carottes, etc., dont ils proclament l'action salutairement refraichissante. De tout cela il faut conclure, que la meilleure pratique est celle qui consiste à varier la nourriture selon les circonstances. Consultez donc la santé de la volaille et les prix du marché pour savoir s'il y a avantage à donner du grain; mais, dans tous les cas, ayez soin de modérer les rations et mieux encore d'en corriger l'effet stimulant par des distributions de légumes et de racines sagement réglées.

51. L'utilité d'une nourriture variée doit aujourd'hui être considérée comme hors de doute. Mais il est un autre point dans le régime des poules, sur lequel on ne paraît pas encore parfaitement s'entendre; il a trait aux avantages et aux inconvénients de la nourriture animale.

Les adversaires de la nourriture animale disent que la poule est un oiseau essentiellement frugivore, et l'organisation de la poule ainsi que ses mœurs à l'état sauvage semblent leur donner raison. Mais les partisans de l'opinion contraire invoquent de nombreuses expériences, d'où il est résulté que la chair des animaux convient aux poules, et qu'il est très-utile de leur en donner, surtout pour obtenir des œufs en hiver. De bons praticiens considèrent comme très-avantageux l'usage qu'ils ont adopté de mettre dans leur basse-cour, une ou deux fois par semaine, notamment pendant la mauvaise saison, des morceaux non cuits d'entrailles de bœuf ou de mouton, que la volaille vient becqueter à volonté. On peut donc conclure qu'il est utile de donner aux poules de la nourriture animale, mais en ayant soin d'observer certaines règles quant à la saison, et une certaine mesure quant à la quantité.

52. Cette question de la nourriture animale nous conduit à une autre tout aussi importante, et moins controversée. On sait que par instinct, la poule gratte la terre pour y

chercher des vermisseaux dont elle paraît très-friande. De là est venue l'idée de lui en procurer artificiellement, par la décomposition de diverses substances entassées à cet effet dans un endroit qui prend le nom de *verminière*. La manière de construire une verminière se trouve décrite dans beaucoup d'auteurs, mais nulle part mieux que dans Olivier de Serres. Aussi, allons-nous rapporter textuellement les propres paroles du patriarche de l'agriculture française, convaincu que le style naïf et pittoresque de l'écrivain du XVIᵉ siècle ne déplaira pas au lecteur.

« Une fosse est faicte de la figure et de la
« grandeur qu'on veut, non toutes-fois moin-
« dre en chacune face, estant quarrée de 10
« ou 12 pieds, et à l'équipolent d'autre figure
« profonde de 3 à 4 : en lieu un peu pen-
« dant, pour en faire vuider l'eau du fond
« de peur d'y crouppir : au défaut duquel
« lieu, par estre l'endroit en parfaicte pla-
« nure, sans s'arrester à le creuser, l'on en
« eslevera le bas avec de la terre pour le faire

« vuider, et l'enclorra-on de muraille bien
« maçonnée de la hauteur de 3 à 4 pieds,
« comme si c'estoit une petite court. Dans cest
« enceint, creusé, ou eslevé, mettra-on au
« fond un lict de paille de seigle, hâchée
« menu, de la hauteur de quatre doigts ou
« demi-pied; sur icelui un lict de fumier de
« cheval ou de jument, pur et récent, qu'on
« couvrira de terre légère et desliée, sur la-
« quelle on espardra du sang de beuf ou de
« chevre, du marc de raisins, de l'avoine et
« du son de froment ; le tout meslé ensemble.
« Ce faict, l'on retournera à la paille de sei-
« gle, et conséquemment aux autres ma-
« tières; assavoir, au fumier et à la terre,
« qu'on disposera en lictées l'une après l'au-
« tre, par l'ordre susdict, chacune de qua-
« tre doigts d'espès ou demi-pied en y ad-
« joustant des autres drogueries, comme des-
« sus : et d'abondant, fourrant au milieu de
« telle composition, des tripailles de mou-
« ton, de brebis, et d'autres bestes, telles
« qu'on pourra recouvrer. Finalement, le

« tout sera couvert avec des forts buissons,
« qu'on chargera avec des grosses pierres,
« pour en garder que les vents ne descouvrent
« l'artifice, ne les poules aussi, comme sans
« tel empeschement elles feroient, y grat-
« tans et becquetans : la pluie donnera des-
« sus pour faire pourrir ceste composition,
« but d'icelle. Dans ce meslinge, en peu de
« temps s'engendrera nombre infini de mi-
« lions de vers, lesquels faudra mesnager avec
« ordre, autrement les laissant à discrétion,
« les poules les auroient tost devorés. »

On ne doit pas nourrir les poules exclusivement avec les produits de la verminière,
mais seulement leur en donner tous les matins un peu que l'on retire à l'aide d'une bê-
che. C'est surtout pendant l'hiver qu'on sent
l'utilité de la verminière, alors que la gelée
empêche les poules de gratter la terre à la
recherche des insectes.

Mais il ne suffit pas de nourrir convenablement les poules, pour en retirer tout le profit
possible ; il faut encore les abriter convena-

blement, et ne négliger aucun des moyens
accessoires capables de les entretenir en bonne
santé, et par là, d'augmenter leurs produits.

II. *Logement.*

53. L'emplacement du poulailler n'est pas à
chose indifférente. Un terrain graveleux et
sec, garni de quelques arbres capables de
donner un peu d'ombrage pendant l'été et
d'abriter la volaille des vents pendant la
mauvaise saison, est un endroit très-convenable pour y placer la basse-cour d'un amateur. Le logement de la volaille doit avoir ses
ouvertures tournées à l'orient *hybernal*, dit
Prudent le Choyselat, parce que, selon l'expression de ce vieil auteur, *le soleil matutinal
réjouit grandement les poules*. Il faut que l'intérieur soit assez élevé pour qu'on y puisse
aisément se tenir debout, autrement la fille
de basse-cour négligera les soins de propreté
d'un local où elle ne peut commodément entrer. Bien des connaisseurs recommandaient

autrefois les toitures en paille, comme ayant l'avantage d'entretenir une température presque égale en toutes saisons, garantissant du froid en hiver et de la trop grande ardeur du soleil en été; d'autres personnes, au contraire, leur reprochaient de favoriser la propagation de la vermine. La question est aujourd'hui tranchée dans bien des pays par les règlements de police qui défendent de couvrir en chaume.

Cependant une atmosphère tempérée dans le lieu où la volaille passe la nuit est indispensable au succès; l'habitant de nos campagnes, qui loge sa poule dans son fournil, trouve dans la quantité d'œufs qu'elle lui donne en hiver une preuve convaincante de l'utilité de la chaleur. On pense communément qu'une température de 16 à 18 degrés est très-convenable pour la volaille. Aussi, bon nombre d'amateurs adossent leur poulailler contre une cuisine ou contre toute autre pièce où l'on fait habituellement du feu; il en est même qui ne reculent pas devant la dépense d'un tuyau où circule en hiver de l'eau chaude ou de la vapeur.

Si la chaleur est avantageuse aux poules, la propreté ne leur est pas moins utile. Il faut que leur demeure soit convenablement blanchie à la chaux, et qu'une couche de sable ou de fin gravier assez souvent renouvelée en recouvre le sol qui, ainsi qu'il a déjà été dit plus haut, doit être sec et sain. Pour le même motif de salubrité, on renouvellera l'air toutes les fois que le temps le permettra ; mais on veillera à ce que les ouvertures soient garnies d'un treillis en fil de fer capable de résister aux fouines et aux autres bêtes malfaisantes.

Le poulailler sera muni tout à l'entour d'un certain nombre de nids, pas trop haut placés afin qu'ils soient plus aisés à visiter et à nettoyer, pas trop grands pour éviter que deux poules ne s'y mettent en même temps. Le juchoir où se perche la volaille sera construit dans la forme d'une échelle double, et on aura soin de lui donner assez d'ouverture pour que les oiseaux placés sur les échelons inférieurs ne reçoivent pas sur le dos la fiente de ceux qui sont juchés plus haut. Il faut nettoyer souvent le poulailler et ses accessoires, notamment les nids destinés aux pondeuses et aux couveuses. Ces nids ont également besoin d'une garniture saine et propre; mais les auteurs sont loin d'être d'accord sur le choix de la substance la plus convenable pour cet usage : le Choyselat recommande le foin, comme plus chaleureux et moins sujet à vermine; Olivier de Serres, Parmentier, et d'autres encore sont du même avis; mais de respectables écrivains modernes reprochent au foin d'entretenir la vermine, et conseillent d'employer à sa place, soit la paille d'avoine ou de blé, soit la bruyère ou les mousses, en ayant préalablement la précaution de mettre au fond du nid un peu de cendre de bois pour l'assainir. Quelle que soit la garniture que l'on adopte, l'essentiel est de la renouveler assez souvent, par exemple tous les quinze jours. On examinera alors s'il n'y a pas de poux ou d'autre vermine, et pour les détruire, on lavera exactement les nids avec une éponge trempée dans une décoction bouillante de tabac et de staphisaigre ou herbe aux poux, plante dont la feuille ressemble à celle de la vigne sauvage.

54. C'est un grand point sans doute que d'avoir un poulailler bien exposé, proprement tenu et convenablement garni. Mais il ne suffit pas que la volaille ait pour la nuit un asile sain, commode et sûr; il faut encore que pendant le jour, elle puisse prendre ses ébats à l'aise, dans un enclos assez spacieux et renfermant dans son enceinte tout ce qui est nécessaire à l'entretien de la santé chez les oiseaux domestiques. Une basse-cour d'amateur bien ordonnée doit être plantée çà et là de quelques bouquets d'arbres capables de donner un ombrage suffisant à la volaille au temps des fortes chaleurs. Il est surtout indispensable d'y avoir en abondance de l'eau fraîche et claire, assez souvent renouvelée pour qu'elle soit toujours propre : c'est une chose capitale qu'il importe beaucoup de ne pas négliger; la plupart des ma-

ladies qui frappent les basses-cours mal te-
nues, n'ont souvent d'autre cause que le manque ou la malpropreté de l'eau.

Il faut également regarder comme très-
utile la pratique suivie par les personnes les
plus compétentes, qui consiste à mettre à
portée de la volaille une certaine quantité de
sable fin où elle prend plaisir à se rouler. Ces
bains de poussière, qui nous étonnent tant,
sont très-salutaires aux poules, notamment
pour les débarrasser des insectes qui les tour-
mentent; on leur rendra donc service en déposant, soit dans un coin du poulailler, ou
mieux encore dans la cour, à l'ombre d'un ar-
bre, les substances nécessaires à leurs ablu-
tions. On fera bien de mettre soit le sable, soit
les cendres qu'on destine à cet usage, dans un
grand vase en terre, afin de pouvoir commodément les renouveler lorsqu'on le juge convenable.

C'est ainsi que l'instinct des animaux domestiques fournit de précieux enseignements
sur la manière de les gouverner à l'homme

9

intelligent qui observe avec attention, et qui sait distinguer ce qui est un effet de la nature de ce qui est le résultat de la domesticité. Cette remarque, juste en général, l'est surtout à l'égard des oiseaux de basse-cour, parce qu'ils n'ont pas subi l'influence *modificatrice* de l'homme autant que la plupart des quadrupèdes domestiques, et elle est d'autant plus infaillible qu'elle a trait à des espèces ou à des races moins apprivoisées. Nous allons de suite en tirer une nouvelle conséquence pratique.

L'observation nous fait découvrir que la poule recherche avec plaisir des petits morceaux de gravier ou de craie pour les avaler; elle nous enseigne en outre que placée sur un terrain privé de ces substances minérales, notre poule paraît moins bien portante, et surtout qu'elle pond des œufs *hardés* c'est-à-dire sans coquille. Poussés par la curiosité, nous tuons notre oiseau, et nous comparons ses organes intérieurs à ceux d'une autre poule bien portante et pondant des œufs à coquille bien formée. Un examen attentif nous conduit alors à penser, que les petits morceaux de gravier qu'ils avalent pourraient bien favoriser la digestion des oiseaux, en faisant dans leur gésier l'office de meules qui aident les parois puissantes de l'organe dans la trituration des aliments. Notre étude nous amène encore à une autre conclusion, à savoir que les matières crétacées sont indispensables pour fournir à l'œuf les éléments qui constituent son enveloppe solide. A peu près convaincus, nous donnons à celles de nos poules qui en manquaient du gravier et de la craie, et bientôt, la santé qui renaît peu à peu, la pétrification de plus en plus abondante qui commence de nouveau à couvrir les œufs, achèvent notre conviction.

55. Dans une basse-cour bien tenue, on a soin de séparer non-seulement les espèces, mais encore les races; ainsi, on ne mettra point ensemble, soit dans le poulailler, soit au dehors, les poules et les oies; on ne mêlera pas non plus les poules de la race cochin-

chinoise, je suppose, avec celles de la race commune. Mais cette excellente pratique ne peut être exactement suivie que par un petit nombre d'amateurs ; dans la plupart des circonstances elle devient fort incommode, ou même complétement impraticable. C'est ainsi que dans une cour de ferme, où toute le volaille mange à la même table, on est contraint de laisser ensemble dindons et pintades, oies et canards, poules et pigeons.

Dans ce cas, il faut cependant faire une exception en faveur des couveuses et des conductrices : un oiseau qui couve doit toujours être placé à l'écart, loin du bruit et des distractions ; de jeunes poussins ont besoin de tranquillité, et il est nécessaire de les mettre à part, avec le guide qui les protége et les abrite ; on les renfermera, soit dans une petite cour séparée de la grande, ou mieux encore dans un jardin fourni d'herbe en abondance, pourvu de belle eau claire, et garni d'ombrages suffisants. Il est bien entendu que cet em-

placement doit être muni des poulaillers nécessaires.

56. Tels sont les soins principaux que réclame le bon entretien de la volaille. Ils peuvent brièvement se résumer ainsi : 1° une
nourriture saine, variée, abondante ; 2° une
demeure chaude, propre, sèche ; 3° du sable
ou de la cendre où la volaille puisse se baigner ;
4° des matières crétacées, telles que de la
marne ou des écailles d'huître, quand le terrain n'est pas calcaire ; 5° de belle eau toujours
pure en abondance.

—————

CHAPITRE IV.

PRODUITS.

I. Des poules bonnes et mauvaises pondeuses. — II. Des œufs et de leur conservation.—III. Du chaponnage.—IV. De l'engraissement de la volaille.

Le revenu des poules provient de deux sources principales : la vente des œufs et celle de la volaille grasse.

I. Des poules bonnes et mauvaises pondeuses.

57. Les bénéfices merveilleux que serait capable de donner cette branche de la production agricole ont été exaltés dans une foule d'écrits, depuis Prudent le Choyselat, procureur du roi à Sezanne, qui fit en plein XVIe siècle, à la suite des guerres de religion, un livre dans lequel ceux qu'avaient ruinés nos discordes civiles devaient trouver le moyen de refaire leur fortune en nourrissant des poules pour en vendre les œufs, jusqu'aux nom-

breux écrivains modernes qui se sont ingé-
niés à nous représenter, sous les couleurs les
plus engageantes, les fabuleux avantages de
la *gallinoculture*. Que de déceptions n'ont
pas dû éprouver les hommes naïfs qui se
sont laissé séduire par ces brillantes pro-
messes, lorsqu'ils ont vu que certaines poules dévorent chaque année un hectolitre de
grain, et ne donnent en échange à leur
malheureux maître que trois ou quatre douzaines d'œufs, lui faisant ainsi payer le produit de leur ponte bien plus cher qu'au marché. Ce résultat est bien éloigné de celui
que promet le Choyselat dans son *Discours
œconomique, non moins utile que récréatif,
monstrant comme de cinq cens livres pour une
fois employées, l'on peult tirer par an quatre
mil cinq cens livres de profict honneste, qui est
le moyen de faire profiter son argent.* Aussi,
passant d'un extrême à l'autre, ces admira-
teurs naguère si confiants ne trouvent plus
d'injures assez fortes pour en accabler les
écrivains sur la foi desquels ils ont perdu

leur argent à la recherche de la fortune.

Cependant, ces spéculateurs aigris par l'in-succès sont injustes dans leur dénigrement exagéré, comme auparavant ils avaient eu tort dans leur admiration irréfléchie. La produc-tion des œufs n'est certainement pas une mine d'or; mais elle n'est pas non plus une cause de ruine : elle est tout simplement un de ces moyens honnêtes, que l'agriculture met à notre portée pour acquérir une modeste aisance par un travail assidu, des soins minutieux et une vigilance de tous les instants. Le Choyselat lui-même laisse bien un peu entrevoir cette vérité, quand il dit, qu'il convient d'avoir pour servantes *la chambrière de Prometheus, nom-mée EXPÉRIENCE, avec sa compagne DI-LIGENCE.*

58. Pour notre compte, nous croyons être dans le vrai en disant, qu'un établissement fondé exclusivement dans le but de nourrir des poules pour en vendre les œufs, ne sau-rait être avantageux que dans de rares circon-stances : pour retirer des bénéfices impor-

tants d'une pareille entreprise , il faut pouvoir nourrir la volaille à peu de frais, soit avec les résidus d'une fabrique , soit avec d'autres substances presque sans valeur , ou bien encore être dans des conditions exceptionnelles qui procurent une vente facile et à de hauts prix. Nous pensons donc pouvoir affirmer d'une manière générale que la production des œufs doit être une dépendance de l'exploitation agricole , et que là seulement elle donnera des bénéfices , sinon élevés , du moins certains , pourvu toutefois qu'une ménagère économe et vigilante s'en occupe sérieusement.

Pour peupler convenablement une basse-cour de ferme , il faut choisir des poules robustes et actives , habituées à chercher leur nourriture au milieu des immondices, capables en un mot de mettre à profit tout ce qui se perd sur un fumier; il convient pour cela de les prendre dans les races les plus *rustiques,* dans la race commune par exemple; on devra également n'acheter que des poulettes,

et par la suite, les réformer au fur et à mesure qu'elles vieilliront.

La poule ne pond abondamment que pendant les premières années de son existence : ;
née au printemps, elle donnera quelques œufs
dès son premier automne, si elle appartient
à une race précoce ; sa seconde et sa troisième
année seront les plus fécondes ; sa quatrième
sera encore bonne ; mais à partir de la cinquième, elle baissera très - sensiblement ; et
bientôt, ses produits en œufs ne vaudront plus
la nourriture qu'elle consommera.

59. D'après des observations attentives,
il paraît certain que la décadence d'une pondeuse arrive plus ou moins vite, selon le régime auquel elle a été soumise pendant ses
premières années. Le nombre d'œufs qu'une
poule doit pondre durant toute sa vie, est li-
mité d'avance au nombre d'*ovules* qui existent
tout formés dans son ventre, n'attendant que
certaines circonstances pour se détacher de
la grappe *ovarienne*, subir diverses transformations, et enfin, être chassés du corps de

l'oiseau sous la forme que tout le monde connaît. Suivant de bons auteurs, l'ovaire d'une poule contiendrait environ six cents de ces petits globules ou œufs en germe qui, chez un oiseau de la race commune, né au commencement du printemps et soumis à un régime ordinaire, seraient pondus à peu près de la manière suivante : 20 la première année ; — 120 la deuxième ; — 130 la troisième ; — 110 la quatrième ; — 80 la cinquième ; — 60 la sixième ; — 40 la septième ; — 20 la huitième ; — et 10 la neuvième. Mais à l'aide du régime, arme puissante avec laquelle l'homme exerce une influence presque sans bornes sur la nature et sur le tempérament des animaux domestiques, on peut singulièrement modifier cet ordre naturel. Une nourriture variée et convenablement stimulante, une demeure saine, propre et chaude, et d'autres soins encore, peuvent accélérer la ponte à un point tel qu'une poule de quatre ans n'ait presque plus rien à donner.

Dans une basse-cour de ferme où la volaille vit de ce qui tombe par terre, sans frais pour le cultivateur, il n'y aurait pas toujours avantage à précipiter ainsi la ponte au moyen d'un supplément de nourriture, dont la valeur pourrait bien quelquefois ne pas être compensée par celle des œufs obtenus au delà du nombre normal. Mais le spéculateur ou l'amateur, qui doivent faire entrer en ligne de compte le prix coûtant de toute la nourriture qu'ils donnent à leurs poules, auront intérêt à employer cette pratique, parce que pour eux, il est infiniment plus lucratif d'obtenir cent cinquante œufs d'une poule convenablement nourrie, que d'en avoir soixante-quinze d'une pondeuse médiocrement entretenue. Il y a toutefois un écueil à éviter. Ce ne serait pas en lui donnant à manger sans discernement et sans mesure qu'une bonne pondeuse produirait son maximum ; on a remarqué, au contraire, qu'une poule trop bien nourrie s'engraisse, et qu'elle cesse de pondre ou du moins ne fait plus que des œufs *hardés* ou sans coquille.

60. Toutes les poules ne sont point également susceptibles de pondre abondamment sous l'influence d'un régime convenable ; il en est qui, malgré tous les soins que vous en pourrez prendre, ne vous donneront jamais plus de soixante ou quatre-vingts œufs ; il en est d'autres, au contraire, dont le produit annuel sera facilement de cent cinquante œufs. Il faudra donc que la ménagère examine attentivement ses poules, afin de réformer les mauvaises pondeuses. Le moyen le plus sûr serait d'observer chaque oiseau en particulier, et de s'assurer, en le prenant sur le fait, de la quantité exacte d'œufs qu'il donne. Ce procédé est infaillible, mais il demande beaucoup de temps et de patience ; on doit le considérer comme impraticable dans une basse-cour nombreuse. En pareil cas, on se borne ordinairement dans la pratique à réformer les vieilles poules, ce qui est toujours facile, surtout si on a pris soin de les marquer d'un signe quelconque ; quant aux jeunes, on nourrit pêle-mêle les mauvaises comme les bonnes pondeuses. Cependant, les poules qui ne pondent pas mangent autant que les autres, et ce qu'elles consomment doit être considéré comme perdu. Frappés de l'avantage qu'il y aurait à ne nourrir que des bonnes pondeuses, de savants observateurs ont proposé une méthode qui, si elle est aussi infaillible qu'on le prétend, mérite d'être qualifiée de l'épithète de *précieuse*.

D'après les auteurs de cette découverte, la ponte des poules serait indiquée d'une manière certaine par des signes extérieurs, dont l'intensité varierait selon la fécondité de l'oiseau; de telle sorte qu'il serait facile, à l'aide d'un œil un tant soit peu exercé, de distinguer à première vue les bonnes des mauvaises pondeuses. Cercle d'un blanc mat autour des oreilles, crête rouge et gonflée, coloration plus vive des caroncules du menton, disposition particulière des plumes du derrière qui sont étalées en forme d'artichaut, telles sont les marques signalées à l'attention des ménagères. Mais, ces caractères extérieurs étant l'indice de ce qui se passe à l'intérieur dans les organes qui président à la formation des œufs, il faut choisir, pour faire efficacement la revue d'une basse-cour, une saison où la ponte y soit en pleine activité. Un bon observateur pourra alors, dit-on, déterminer le nombre d'œufs produits par chaque poule, presque aussi exactement que s'il les comptait. Pour contrôler les renseignements fournis par l'inspection de ces marques, on pourra du reste se livrer à un examen qui demandera plus de temps, mais qui offrira aux novices l'avantage d'être moins sujet à erreur. On procédera par la comparaison de la fiente des oiseaux, dont la couleur est ordinairement blanchâtre; si on y remarque une teinte beaucoup moins blanche, il sera permis de supposer que les matières crétacées sont employées à l'intérieur pour la formation de la coquille des œufs, et conséquemment que la poule est bonne pondeuse.

64. Lorsqu'on achète des poules, il est essentiel qu'elles soient jeunes et bien portantes : aussi, dans nos races communes, devra-t-on exiger qu'elles aient les pattes lisses et de couleur bleuâtre, l'épiderme mince autour des doigts, le plumage bien lustré. Après avoir soigneusement choisi sa volaille, l'amateur sera sûr du succès, s'il veille à ce qu'elle soit logée, nourrie et soignée convenablement. Tous ces points ont déjà été traités plus haut ; cependant nous reviendrons encore sur la nourriture, en répétant une importante recommandation : gardez-vous des excès soit en trop, soit en trop peu ; une poule qui meurt de faim n'est guère disposée à pondre abondamment, mais une poule trop bien nourrie s'engraissera au point de ne plus pondre du tout, et vous serez avertis de ce danger en ne recueillant plus d'elle que des œufs *hardés* ou sans coquille. Veillez donc à ce que la nourriture soit donnée dans de justes limites. L'avoine, l'orge, le chènevis sont une source féconde d'œufs, à condition toutefois qu'on en atténue les propriétés excitantes par du son, des pommes de terre, des navets, des choux et autres légumes.

Si vous réussissez à trouver le juste milieu d'un régime bien tempéré, vos poules vous donneront un œuf tous les deux jours, peut-être même tous les jours, pendant la plus forte partie de l'année. Le poulailler étant bien chaud, l'hiver lui-même ne fera que ralentir, mais n'arrêtera pas la ponte; il n'y aura d'interruption complète que durant les jours d'automne consacrés à la mue; et encore, si vous tenez absolument à n'être jamais privés d'œufs frais, vous sera-t-il possible d'en obtenir, à l'aide d'une pratique qui n'aura que l'inconvénient d'être un peu barbare; vous hâterez la mue de quelques-unes de vos pondeuses en arrachant prématurément leurs plumes, et ces pauvres oiseaux, recouverts avant le temps de leur plumage d'hiver, vous donneront, en échange de votre brutalité, des œufs dans le moment où la ponte des autres poules n'aura pas encore recommencé.

II. *Des œufs et de leur conservation.*

62. Les œufs nouvellement pondus ont de tout temps été beaucoup plus estimés que les vieux : « Les médecins, nous dit à ce propos Olivier de Serres, tiennent l'œuf nouveau estre très-bon et le vieil très-mauvais : que le premier jour un œuf vaut de l'or; le second, de l'argent; et le tiers, du plomb. En somme, tant plus freschement pondus, tant plus ils valent. »

Cette dernière phrase est encore aujourd'hui l'expression de l'opinion commune; et les œufs frais se vendent le double des autres. Le spéculateur assez heureux pour trouver à vendre tous les produits de ses poules à de pareilles conditions, aurait du bénéfice à nourrir de la volaille en grand. C'est ainsi que l'entendait le Choyselat, lorsqu'il parlait de gagner trois mille quatre cent quarante-sept livres trois sous neuf deniers, et même davantage, avec douze cents poules. Mais, sans parler de la difficulté, pour ne pas dire l'impossibilité, de gouverner une aussi nombreuse basse-cour de manière à éviter les maladies, la stérilité plus ou moins complète d'un grand nombre de poules, le gaspillage des vivres, la perte des œufs et mille autres causes de diminution des bénéfices; sans parler, disons-nous, de tous ces inconvénients, il faut reconnaître qu'il est à peu près impossible d'avoir la chance de se défaire aussi avantageusement de tous ses produits. Le plus souvent, on sera éloigné des centres de consommation, ou bien le public, qui a de bonnes raisons pour être méfiant, doutera de la sincérité d'un spéculateur qui lui offre tant d'œufs frais à la fois, et il se refusera à donner le supplément de prix, qui représente la confiance qu'il n'a pas. Puis, les poules pondront beaucoup plus dans une saison que dans l'autre; il y aura alors encombrement, et nécessité de recourir à la méthode ordinaire qui consiste à mettre les *œufs frais* en réserve, dans les moments où les prix s'avilissent, pour les vendre plus cher *quoique vieux*, dans la saison où le marché se trouve dégarni.

63. Ceci nous amène à dire un mot de la conservation des œufs. Il y a des ménagères qui les trempent dans l'eau bouillante, pendant quelques secondes seulement, afin d'obtenir la coagulation d'une légère couche de blanc qui isole le centre de l'œuf, et le mette à l'abri des influences de l'air extérieur; c'est pour arriver au même résultat, que certaines personnes enduisent extérieurement la coquille d'un corps gras ou d'un vernis quelconque. Quand on veut opérer en grand, on met les œufs dans des pots de grès bien bouchés et remplis avec de l'eau de chaux, ou mieux encore, on les place tout simplement par couches dans de la courte paille, dans du sable, dans de la sciure de bois ou dans des cendres. Tous ces moyens, on le voit, ont pour but de soustraire les œufs à l'influence directe de l'atmosphère : l'humidité, la chaleur et la gelée leur sont très-défavorables; ils craignent aussi les cahots des voitures, et pour les expédier au loin, il est nécessaire de les emballer soigneusement.

Les ménagères recommandent de réserver de préférence les œufs pondus *entre les deux Notre-Dame*, et bien des personnes se sont demandé si ce n'était point là un préjugé à combattre. Tel n'est point notre avis. Nous pensons que les œufs pondus *entre les deux Notre-Dame*, c'est-à-dire de la mi-août à la mi-septembre, se conservent mieux que les autres, pendant l'hiver, pour deux raisons que voici : d'abord, ce sont les derniers que les poules pondent avant l'interruption souvent fort longue causée par la mue, et il est tout naturel qu'étant les plus nouveaux, ils soient moins exposés à se gâter que les œufs de mai ou de juin; d'un autre côté, ils ont été produits dans une saison où les coqs épuisés par une longue campagne n'ont plus la force de féconder les poules, et l'expérience paraît avoir démontré que les œufs *clairs* se conservent mieux que les œufs féconds.

64. Ce qui vient d'être dit sur les œufs

comme source de bénéfices, peut se résumer en quelques mots.

Dans une cour de ferme, il faut que les poules soient *rustiques*, actives, capables de vivre par elles-mêmes de tout ce qui s'y perd. Pour mettre dans la basse-cour d'un amateur ou d'un spéculateur, on choisira surtout une race féconde, à laquelle on donnera une nourriture abondante et variée, de telle façon que les poules ne s'échauffent ni ne s'engraissent trop. On aura soin de réformer les vieilles poules, et de ne garder que les meilleures pondeuses, ne perdant jamais de vue que cent bonnes pondeuses bien soignées donnent plus de produit net que des milliers de poules mal choisies et mal gouvernées.

III. *Du chaponnage.*

65. L'art d'engraisser la volaille n'est pas nouveau ; et les moyens préparatoires actuellement usités pour parvenir plus promptement à un résultat avantageux n'étaient point inconnus des anciens. Le *chaponnage* fut pra-

tiqué dès l'antiquité la plus reculée : on en trouve des traces dans la Bible ; et il était connu des Grecs du temps d'Homère, puisqu'il en est fait mention dans le poëme agricole de son contemporain Hésiode. Le *gallus spado* (chapon) et la *gallina spadonia* (poularde) étaient très-estimés des Romains, et il intervint à leur sujet quelques lois somptuaires. Chez les Gaulois, le *chaponnage* était pratiqué par les druides médecins. Nous ne saurions dire au juste à quelle époque il commença à être usité chez les Chinois, mais nous avons lieu de croire qu'il y était connu dès les temps les plus anciens.

Toutefois, malgré son incontestable antiquité, le *chaponnage* ne devint vulgaire en Europe qu'à une époque assez récente ; il y a même encore des contrées où il est loin d'être universellement répandu. Il est très-usité en France, notamment dans le Maine et dans le pays de Caux, provinces renommées pour l'engraissement de la volaille ; mais nos procédés modernes sont probablement fort différents de ceux des Romains, chez lesquels le feu paraît avoir joué un grand rôle.

66. Le *chaponnage* se pratique communément dans nos fermes de la manière suivante :

Un aide placé en face de l'opérateur assujettit l'oiseau entre ses deux mains, de manière à paralyser complétement le mouvement des ailes ; il le tient renversé sur le dos, la tête plus basse que le ventre, pour rejeter la masse des intestins contre la poitrine ; la queue est tournée vers l'opérateur ; ensuite, il replie la patte droite et la fixe contre le corps du patient, et en même temps il allonge en arrière, à l'aide de sa main, la patte gauche de l'oiseau, de telle façon que le côté gauche soit libre pour la première partie de l'opération. C'est alors que commence le rôle de l'opérateur : il plume le milieu du flanc, et, à l'aide d'un instrument bien tranchant, il pratique avec précaution (de manière à ne couper que la peau, les muscles et le péritoine, sans léser les intestins) une incision d'autant plus voi- sine des côtes, que l'oiseau est plus gros ; puis, avec l'index bien graissé d'huile, il repousse légèrement les intestins, et se dirige avec précaution vers la gauche de l'épine dorsale, dans la région des reins, à la recher- che d'un petit corps glanduleux qu'il détache et attire adroitement au dehors en pliant le doigt ; il referme alors la plaie, la coud à longs points et la graisse avec un peu d'huile. Ensuite, il opère exactement de même du côté droit, et il lâche l'oiseau, en ayant soin tou- tefois de ne pas le mettre de suite au milieu de la volaille, qui pourrait bien le tourmenter. On le tient à part pendant quelques jours, avec une nourriture légère dans les premiers in- stants, puis tonique aussitôt que l'inflamma- tion et ses suites ne sont plus à craindre.

Bien des personnes croiraient l'opération incomplète, si elles n'enlevaient pas la crête de l'oiseau, ce qui provoque une hémorragie qu'on arrête avec une pincée de cendres ; inutile d'ajouter que ce complément n'a d'au-

tre avantage que de faciliter plus tard la re-
connaissance des chapons au milieu des coqs.
Il est des ménagères qui ne se contentent
même pas de l'enlèvement de la crête : elles
coupent les ergots et les plantent sur la plaie
saignante, où ils ne tardent pas à reprendre,
et à former des espèces de cornes. Cette au-
toplastie assez bizarre ne rend le chapon ni
meilleur ni plus beau.

67. Outre l'ancienne méthode qui vient
d'être décrite, il en existe une autre que nous
devons à l'Amérique. Elle nécessite l'emploi
de toute une trousse de chirurgien. On fait
usage d'un bistouri, d'une érigne et d'une
paire de pinces, pour pratiquer l'ouverture nécessaire au flanc de l'oiseau ; puis, à l'aide
d'une tige terminée par un renflement ovale,
on écarte les intestins et on soulève les glandes ; enfin, lorsque les glandes ont été soule-
vées, on les saisit adroitement, on les arrache
et on les amène au dehors, au moyen d'un
lacs de crin préalablement placé dans un tube
conducteur, qui en a protégé l'introduction.

Cette méthode a l'inconvénient d'exiger un opérateur habitué à manier les instruments de chirurgie, tandis que la méthode commune ne demande qu'un couteau bien tranchant, et se trouve plus à la portée de nos ménagères, qui la pratiquent avec succès. Toutefois, lorsqu'il s'agit de *chaponner* un dindon ou tout autre gros oiseau, il arrive souvent que le doigt n'est pas assez long pour atteindre commodément les glandes ; dans ce cas, le procédé américain peut rendre de véritables services.

68. Le chaponnage est une pratique fort avantageuse pour l'engraissement des volailles : les oiseaux, ayant perdu leur nature fière et batailleuse, s'engraissent infiniment plus vite, et ils se vendent beaucoup mieux, non-seulement parce qu'ils sont plus gros, mais aussi parce que leur chair est plus fine.

L'âge et la saison ne sont point indifférents pour réussir. Les poulets de la race commune peuvent être *chaponnés* dès qu'ils ont trois mois et demi, mais il faut attendre environ six semaines de plus pour les coqs des fortes races, pour les cochinchinois par exemple. La fin du printemps est la meilleure saison pour le chaponnage : *chapons avant la Saint-Jean, chaponneaux après*, dit le vieux proverbe. Cependant, comme il est difficile, surtout dans les provinces du nord, d'obtenir des couvées en mars, on est la plupart du temps obligé de remettre l'opération jusqu'après les fortes chaleurs, c'est-à-dire jusque vers la fin d'août ou le commencement de septembre. Quelle que soit du reste la saison, il faut choisir une belle matinée, ne prendre que des sujets en bonne santé, et avoir soin qu'ils soient à jeun.

IV. *De l'engraissement de la volaille.*

69. Lorsqu'ils sont bien remis des suites de l'opération, les coqs *chaponnés* sont soumis à un régime particulier qui leur fait acquérir beaucoup d'embonpoint en peu de temps. Le secret de l'engraissement rapide consiste à entraver toutes les forces de l'organisme au profit de la nutrition. Pour atteindre ce but, on prive l'oiseau d'exercice, et on le tient dans l'obscurité afin que la vue des objets extérieurs ne vienne pas le distraire. En même temps, on lui donne une nourriture abondante et variée, on veille à ce que le local dans lequel il se trouve soit propre, et on fait en sorte que la température y soit de 16 à 18 degrés. Tel est le fond de la méthode employée par les bons praticiens de tous les pays : ils ne diffèrent guère entre eux que par de simples modifications de détail. On peut considérer comme très-bonne la manière suivante.

Les oiseaux destinés à l'engraissement sont d'abord mis à part pendant quelque temps, dans un endroit spécial où ils ne peuvent prendre que très-peu d'exercice, et où ils reçoivent une abondante nourriture composée de son mouillé et de pommes de terre cuites, de criblures de froment mêlées d'un peu de seigle, de sarrasin, d'orge, de maïs bouilli, etc. C'est la première période de l'engraissement. Puis, lorsqu'on trouve les sujets suffisamment préparés, on les enferme dans des petites cellules, où leur engraissement se parfait en une quinzaine de jours. Chaque oiseau a sa case particulière, qui est construite de telle façon qu'il y soit condamné au repos le plus absolu. Les dimensions doivent varier selon la taille de la race qu'il s'agit d'engraisser. Pour notre volaille commune, on donne généralement une cinquantaine de centimètres de hauteur, une soixantaine de longueur et vingt à trente de largeur. Un certain nombre de ces cellules se trouvent réunies ensemble et forment une caisse qui porte, selon les contrées, le nom de mue, d'*épinette* ou de *séminaire*. La mue est ordinairement montée sur un pied d'un demi-mètre environ d'élévation, et on la place dans un lieu obscur. On y introduit les sujets à engraisser, en ouvrant les trappes à coulisse qui forment la paroi supérieure des cellules. Chaque oiseau se trouve alors étroitement emprisonné, n'ayant d'autres communications avec le dehors que par une claire-voie placée au-dessous de lui, pour le passage de ses excréments, et par une ouverture longitudinale pratiquée dans la paroi antérieure, pour lui permettre de passer la tête et de prendre sa nourriture dans une auge qui règne devant toutes les cellules.

70. Pour obtenir de belles volailles, il est utile d'employer, surtout vers la fin de l'engraissement, de la farine d'orge et de sarrasin. On en compose avec du lait une pâte dont on gorge les oiseaux deux fois par jour de la manière suivante : une personne tient le sujet sur ses genoux, et lui ouvre avec précaution le bec, dans lequel une autre personne enfonce adroitement les pâtons avec l'index. On a conseillé l'emploi d'un instrument spécial, sorte d'entonnoir ou de pompe foulante, à l'aide duquel l'empâtement s'opérerait plus commodément et plus vite ; mais les praticiens pensent qu'une main exercée est tout aussi expéditive, et qu'elle risque moins de blesser les oiseaux. Quelle que soit la méthode employée, il est nécessaire de tâter le jabot de la volaille avant de l'empâter,

pour s'assurer que le repas précédent est di-
géré. L'empâtement ne doit avoir d'autres
bornes que celles des facultés digestives.

Si un oiseau se montrait rebelle à de pareils moyens, il faudrait le tuer au bout d'une
quinzaine. Un régime tellement contraire à la
nature ne peut produire qu'un engraissement
tout à fait artificiel, et si l'effet n'a pas été
obtenu en peu de jours, il n'y a plus à attendre que la maladie et l'amaigrissement.

71. C'est ainsi que s'engraissent non-seulement les chapons, mais encore les poulardes. Ces dernières sont des poulettes que l'on
a choisies vers l'âge de six ou sept mois, et
autant que possible avant qu'elles aient pondu, pour les soumettre au régime que nous
venons d'indiquer.

L'engraissement des poules de réforme,
telles que les vieilles, ou bien encore celles
qui sont ergotées, celles qui chantent, qui
grattent, etc., se poursuit d'une manière
analogue, mais avec moins de précaution,
parce qu'il est impossible que leur chair soit

s aussi délicate que celle des poulettes qui n'ont jamais pondu.

Quelques personnes ont conseillé d'engraisser la volaille avec des substances aromatiques, afin de donner plus de fumet à leur chair. Olivier de Serres parle de cette pratique dans son *Théâtre d'agriculture*, mais il nous engage à *la laisser à ceux dont les moyens et voluptés de gueule, marchans ensemble, leur font commettre tel excès.*

72. Tout ce qui vient d'être assez longuement exposé sur l'engraissement peut se résumer en quelques préceptes : bon choix de sujets qui doivent être jeunes, bien portants, et n'ayant jamais, soit pondu, soit servi à la reproduction ; local suffisamment chaud, et obscur ; repos absolu, nourriture abondante et bien appropriée.

Lorsqu'une volaille a été de la sorte convenablement engraissée, il ne reste plus qu'à la tuer ; il faut avoir soin de la plumer et de la vider pendant qu'elle est encore chaude.

CHAPITRE V.

MALADIES.

73. La *pépie*. C'est une maladie causée par une chaleur interne, attribuée au manque d'eau, et pendant laquelle ces animaux ne veulent ni boire ni manger : on doit lever doucement ce cartilage avec une aiguille, et leur laver la langue avec du vinaigre ; ensuite les enfermer sous la mue, c'est-à-dire dans une chambre, pendant deux ou trois jours, et leur donner à boire de l'eau, dans laquelle on met tremper de la graine de melon et de concombre.

Pour le *flux de ventre*, il faut leur donner à boire un peu de vin chaud, où l'on aura fait bouillir de la pelure de coin, et pour nourriture de l'orge.

Pour les *taies* ou *cataractes* sur les yeux, causées par le grand froid, il faut leur don-

r ner de la poirée hachée bien menu dans du
son de seigle et un peu de millet.

Pour la *faim vorace*, lorsqu'en couvant
elles mangent leurs œufs, on peut, outre le
moyen indiqué ci-dessus, donner aux poules
un œuf dont on a ôté le blanc, et où l'on a
détrempé du plâtre à la place, de manière que
le tout soit dur comme une pierre.

Pour la *vermine*, il faut les frotter de
beurre ou les laver dans de l'eau où l'on aura
fait bouillir du cumin.

Pour la *gale*, on les rafraîchit avec des
bettes et des choux hachés menu, et du son
détrempé.

Pour la *goutte*, on leur graisse les pieds
et les jambes de graisse de poule.

Pour l'*abcès* au croupion, on le fend avec
un ciseau et on les rafraîchit de même que
pour la gale.

74. Quant au *mal caduc*, qui les fait devenir maigres et leur ôte l'appétit, il n'y a pas
d'autre remède à ce mal que de leur rogner
les ongles, qu'il faut arroser souvent avec du

vin ; on les nourrit cinq ou six jours d'orge
bouillie, et ensuite avec des bettes et des
choux hachés menu.

Si les poules deviennent étiques, il n'y a
point de remède quand la *phthisie* est formée :
on peut la prévenir, en donnant de l'orge
bouillie avec de la poirée.

Quant à la *mue*, à laquelle les petits poulets sont sujets, et qui leur fait perdre leurs
plumes, on ne doit point, pour y remédier,
les laver le matin ; il faut les exposer souvent
au soleil, et leur jeter avec la bouche du vin
tiède sur les plumes.

Pour la *rupture* de la jambe, il faut les
mettre sous la mue, avec bonne nourriture et
bonne eau, sans laisser aucun bâton pour se
percher, et ne jamais leur empaqueter ni lier
la jambe : le repos et la nature la guérissent ;
au reste, le froid cause aux poules beaucoup
de maladies.

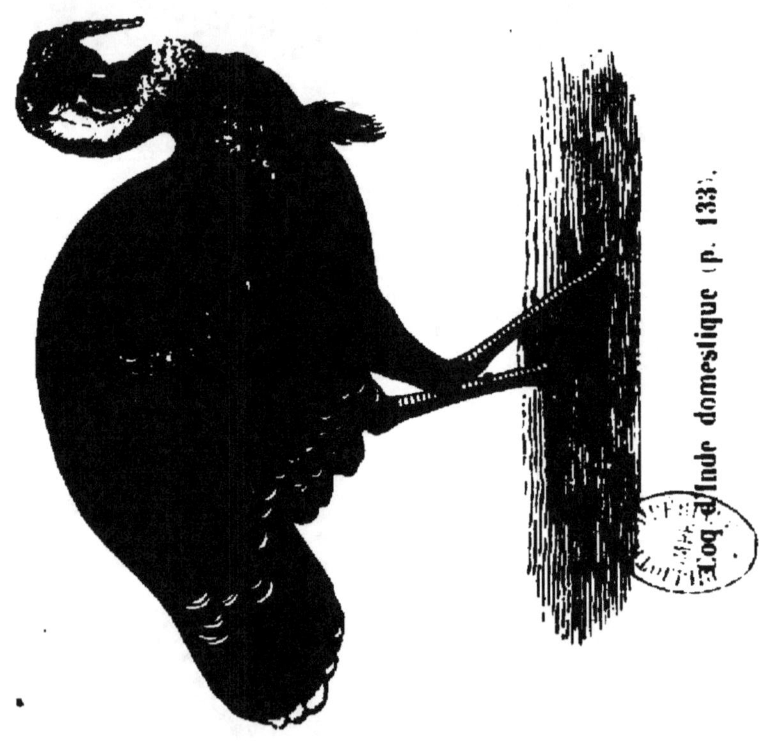

Coq d'Inde domestique (p. 133).

DU DINDON.

I. Historique, dindon sauvage et dindon domestique. — II. Élevage. — III. Entretien. — IV. Produits. — V. Maladies.

I. Historique, dindon sauvage et dindon domestique.

75. Le dindon est originaire de l'Amérique. Son introduction en Europe remonte à la première moitié du XVIe siècle. Nous le trouvons représenté par une gravure sur bois, dans un ouvrage imprimé à Lyon, en 1550; et tout nous porte à croire que ce fut sous le règne de François Ier que la France s'en enrichit. On ne l'y reçut d'abord que comme objet de curiosité, et il se répandit si peu dans les basses-cours, que des auteurs nous le montrent faisant pour la première fois son entrée solennelle dans notre pays, en 1570, aux noces de Charles IX. Mais ce qui nous fait penser que l'oiseau servi à Élisabeth d'Autriche ne fut pas une nouveauté apportée, ainsi qu'on l'a écrit, tout exprès d'Amérique par les jésuites pour fêter la nouvelle reine de France, c'est que le Choyselat nous parle à la même époque, si ce n'est antérieurement, du dindon comme d'une volaille déjà quelque peu répandue : le vieil auteur conseille en effet à ceux qui désireront se faire un brillant revenu, de ne point peupler leur basse-cour de poules méléagrides qui sont de vrais greniers à avoine.

Ce nom de *méléagride,* qu'Olivier de Serres donne également au dindon, était le résultat d'une erreur qui consistait à confondre cet oiseau avec le *méléagris* des anciens. Une observation plus attentive a fait connaître, par la suite, que la description trouvée chez les auteurs de l'antiquité s'applique en tous points à la pintade, qui est d'origine africaine, et pas du tout à l'oiseau du Nouveau Monde. Cependant cette bévue a été faite par bien des naturalistes, et le grand Linné lui-même appelle le dindon *meleagris gallipavo.*

76. Le dindon se rencontre encore aujour-d'hui à l'état sauvage dans le pays dont il est originaire. Toutefois, il fuit peu à peu devant l'approche des colons, et il devient de plus en plus rare au Canada et aux États-Unis. Pour en trouver actuellement en quelque abon-dance, il faut pénétrer jusque dans les parties les plus incultes et les plus sauvages des États du Kentucky, de l'Ohio, des Illinois et d'Indiana.

Le dindon sauvage est plus gros que le din-don domestique : il a souvent plus de 1 mè-tre de longueur et près de 2 d'envergure. Un auteur prétend qu'on en rencontre qui pèsent jusqu'à 20 et 25 kilogrammes ; mais le poids ordinaire est de 7 ou 8 kilogrammes. La fe-melle est beaucoup moins grosse que le mâle. Son nid se compose de quelques feuilles sè-ches amassées sous un buisson. C'est là que, dès les premiers jours du printemps, elle pond des œufs d'un blanc sale et tachetés de points rouges. Le nid ne sert que pour l'in-cubation. Les petits l'abandonnent le lendemain de leur naissance pour n'y plus rentrer. Ils croissent tellement vite , qu'au bout de quinze jours, ils sont en état de voler et de se suffire à eux-mêmes. Leur nourriture se compose d'herbe, de graines, de fruits, d'insectes, et même de grenouilles et de lézards. Les dindons sauvages ne restent pas sédentaires dans la même contrée; il leur arrive souvent de voyager à la recherche d'une nourriture plus abondante : c'est ainsi que, vers la fin d'octobre , ils se réunissent pour émigrer des pays où ils ont passé la bonne saison, vers les parties les plus fertiles des plaines qu'arrosent l'Ohio et le Mississipi ; ils font presque toujours route à pied , et bien que leur vol soit rapide et soutenu, ils ne se servent guère de leurs ailes que pour traverser les cours d'eau.

Le climat influe sur la couleur du dindon sauvage ; elle est d'autant plus brillante qu'on s'approche des contrées méridionales : le plumage gris du dindon de la Louisiane est enrichi d'un filet d'or qui en rompt l'uniformité ; et le dindon du Mexique est comparable au paon pour l'éclat des couleurs qui ornent sa queue. L'espèce qu'on doit considérer comme le type et la souche des hôtes de nos basses-cours est de couleur brune, avec des reflets bronzés, violets et même pourpres, selon le jour qui l'éclaire.

77. Le dindon domestique est assez connu pour qu'on puisse se dispenser de le décrire : c'est le dindon sauvage modifié et rendu moins robuste, tant par le fait de son *acclimatation* dans des contrées différentes de son pays d'origine, que par le fait même de la domesticité.

Il y en a des noirs, des gris et des blancs ; mais les auteurs ne s'accordent point sur la désignation de la variété la plus rustique et la plus avantageuse pour le cultivateur.

II. Élevage.

78. Lorsqu'on veut peupler une basse-cour, il faut choisir les mâles ainsi que les femelles, bien gros et bien éveillés. Les pattes courtes et le corsage grand, aussi bien chez les mâles que chez les femelles, marquent des poules d'Inde bien constituées et très-propres à multiplier. On ne doit pas les prendre trop jeunes.

On donne ordinairement un coq à six poules : il est bon de le renouveler tous les ans.

79. Pour exciter les poules d'Inde à souffrir le coq et à pondre, on leur donnera quelque nourriture qui les échauffe, soit de l'avoine, soit du chènevis.

Les poules d'Inde ne sont pas aussi fécondes en œufs que les poules communes ; elles pondent deux et au plus trois fois dans le courant de l'année; elles ne font guère que dix à douze œufs à chaque ponte. La première commence ordinairement, dans les pays méridionaux, vers la mi-février, et la dernière au mois d'août.

Comme les poules d'Inde aiment à pondre çà et là, il faut chercher où elles déposent leurs œufs, pour qu'ils ne se perdent pas, ou qu'ils ne soient pas mangés par les pies, qui les aiment beaucoup.

A mesure que l'on ramasse les œufs, il faut avoir soin de mettre sur chacun la date de la ponte, et distinguer, si l'on peut, les œufs de chaque poule, afin qu'on puisse faire couver à chacune les œufs qu'elle a pondus ; car ils réussissent beaucoup mieux.

80. Quand les pontes sont finies, on doit toujours construire pour les couveuses des nids placés dans des lieux éloignés des mâles, bas et frais sans être humides, loin de tout bruit, et mettre au fond du nid un peu de bruyère et de la paille par-dessus ; on ne leur donne que quinze à seize œufs à couver, on peut aller jusqu'à vingt ; mais le plus sûr est de n'en mettre que quinze.

Quoique les poules d'Inde de la même année couvent bien, cependant celles de deux ans valent mieux : elles font leur ponte de meilleure heure, couvent plus tôt et conduisent mieux leurs petits.

L'incubation dure au moins trente jours :

ainsi, quand on veut faire venir des poulets
et des dindons de la même couvée, il faut
mettre sous la couveuse les œufs des poules
ordinaires dix jours plus tard que les œufs
de dinde, afin que les uns et les autres éclosent en même temps.

Pour exciter les poules d'Inde à couver,
on leur sacrifie quelques mauvais œufs de
poule; et lorsqu'on voit qu'elles s'y attachent,
on leur confie les leurs propres. Il faut même
éprouver ceux-ci, en les mettant dans l'eau
tiède; ceux qui vont au fond du vase sont
les meilleurs : il faut toujours faire couver les
plus nouveaux.

On ne doit pas oublier, pendant la couvée,
de faire manger, boire et vider tous les jours
les couveuses, en les ôtant pour cela doucement de dessus leurs œufs; car elles ne les
quitteraient pas pour leurs besoins. Il faut visiter souvent la poule, l'accoutumer à souffrir
qu'on l'ôte de dessus ses œufs pour les retourner, et ne pas y toucher dès que le poulet commence à faire son trou; mais si on

l'entend piauler, on lui aide à percer sa coque avec une épingle, mais petit à petit, et on casse légèrement avec la pointe d'un couteau les œufs qui sont longtemps à éclore, si on y entend piauler le poulet ; mais on ne les ouvre que bien peu.

81. Dès que les petits sont éclos, il faut que le poulailler où on les tient renfermés, dans les premiers temps, soit obscur et chaud ; et pour cela on en couvre le sol d'un demi-pied de fumier de cheval, mais bien sec et menu ; il faut qu'il soit à l'abri des vents du nord.

Il faut, pendant les deux ou trois premiers jours, insinuer dans le bec des petits un peu de vin et d'eau, leur présenter du pain émietté également dans du vin et de l'eau, et les mettre promener sur le fumier, en prenant bien garde, en les maniant, de les presser trop violemment. En général, il ne faut les toucher que quand on ne peut s'en dispenser ; il faut les remettre sous la mère au moindre mouvement qu'elle fait. Il ne faut point leur laisser manquer la nourriture ni la boisson. Jamais les jeunes dindons ne mangent mieux que lorsqu'on leur présente quelque chose à la main. On juge que ces animaux ont faim quand on les entend piauler.

Le quatrième jour, on fait bouillir dans l'eau quelques feuilles d'orties blanches, hachées bien menu, dont on aura eu soin d'ôter les côtes ; on y mêle un peu de fenouil haché de même, mais qu'on ne fait pas bouillir ; on leur donne aussi les œufs que l'on a trouvés gâtés, tant des dindes que des poules communes, après les avoir fait cuire et durcir, sans en ôter la coque, et un tiers de farine de blé de Turquie ; on fait du tout une pâte. Quinze jours après, et lorsqu'ils ont acquis un peu de force, on mêle dans leur mangeaille de la graine d'ortie ; elle leur fait grand bien : on y mêle de la poirée hachée, si cette graine les échauffe trop, ce qu'on reconnaît à la sécheresse de leur fiente ; mais il faut avoir l'attention de tremper quelquefois leur bec dans du vin, pour leur donner de la vigueur ; on peut

leur donner aussi de temps en temps des laitues bouillies et hachées bien menu, que l'on
mêle avec du pain bien finement émietté et du
caillé ou du fromage mou ; on aiguise quelquefois leur appétit, en leur donnant de la
soupe au vin ou au lait.

On a déjà dit combien les jeunes poulets
d'Inde sont sensibles au froid : si l'on veut
les conserver, on ne peut donc trop les défendre du vent froid, de la pluie, de la boue ;
et s'ils avaient été surpris de quelques-uns
de ces accidents, il faudrait les réchauffer avec
soin dans des linges chauds, et leur donner
quelques gouttes de vin : ainsi, on ne doit
les exposer à l'air que par un beau temps, et
enfermer la mère sous une mue d'osier un
peu soulevée, afin que les petits puissent aller
et venir dessous. Il faut mettre leur mangeaille
dans de petits plats de terre à côté de la mère,
afin qu'ils ne s'éloignent pas beaucoup. On
les tient à l'ombre pendant deux mois, dans
un lieu net, sec et propre, avec de bonne
eau.

Lorsque les poulets d'Inde ont deux mois, on peut les mener dans les champs, pendant trois ou quatre heures, quand il fait très-beau; ils y ramassent de petits vermisseaux et d'autres insectes. On leur donne alors pour nourriture du froment, auquel on mêle un peu de blé de Turquie; on y mêle aussi une herbe appelée *maroute,* et que les médecins appellent *camomille puante,* parce qu'elle l'est en effet; elle est excellente pour les petits poulets d'Inde, ainsi que l'herbe aux teigneux : cette dernière est une espèce de chardon qui s'attache aux habits des passants, on la trouve le long des villages et des maisons.

Lorsque les poulets d'Inde sont dans leur force, c'est-à-dire gros comme un moyen chapon, leur nourriture devient beaucoup plus facile et moins dispendieuse. On fait bouillir des laitues et beaucoup d'orties avec du son de quelque grain que ce soit; de ces herbes hachées bien fin, on fait de grosses boules qu'on leur présente à la main. On les nourrit aussi avec des herbes communes, telles que de la poirée, des feuilles de choux et de toutes sortes de fruits ; on hache le tout bien menu sans le faire cuire, et on y mêle du son avec de l'eau. Lorsqu'ils ont fini leur repas, on les abandonne à la vigilance de la mère, qui les promène çà et là, pour leur apprendre à chercher leur vie : bien entendu toutefois que s'ils sortent de la cour, on leur donne un gardien pour les ramener le soir.

82. Si on a mis plusieurs dindes à couver, on prend les dindonneaux de trois mères, on les donne à conduire à une seule, et on remet au coq les deux autres mères, afin qu'elles pondent et couvent de nouveau.

Il faut avoir attention de ne laisser jamais manquer l'eau fraîche et nette, surtout dans les chaleurs, sans quoi les dindonneaux seraient malades de la pépie.

83. L'élevage des dindons réclame les plus grands soins ; il ne sera pas inutile de résumer en quelques lignes les principales précautions à observer pour réussir. Il faut se rappeler que les dindes sont excellentes couveuses, et comme telles, capables de se laisser mourir de faim sur leurs œufs : on leur procurera donc de quoi vivre, tout en prenant garde de les troubler. Comme tous les oiseaux, elles ont besoin de calme pendant toute la durée de l'incubation ; par conséquent, soit qu'il s'agisse de retourner les œufs, soit qu'il y ait lieu d'aider un dindonneau à sortir de la coquille, la ménagère doit être sobre de son intervention, et abandonner le plus souvent la nature à elle-même jusqu'à l'éclosion complète.

Mais, à partir de ce moment, on ne saurait déployer trop de vigilance. Le dindon est on ne peut plus difficile à élever ; la chaleur et la sécheresse lui sont indispensables dans les premiers temps de sa vie ; le froid et l'humidité le font alors mourir infailliblement ; en un mot, cet oiseau qui sera plus tard un des plus robustes de la basse-cour, est peut-être le plus délicat de tous pendant environ les deux premiers mois de sa vie. La croissance des dindonneaux est si rapide, qu'il faut leur donner à manger le plus souvent et le plus régulièrement possible, à peu près toutes les heures dans les premiers temps. Leur instinct est si peu développé qu'on a souvent de la peine à leur apprendre à manger : aussi, est-ce une excellente méthode que de mettre sous la dinde quelques œufs de poule, une dizaine de jours plus tard que les œufs de dindon, de telle façon qu'instruits par l'exemple des poussins venus au monde en même temps qu'eux, les dindonneaux se mettent plus vite à ramasser la nourriture qu'on leur jette. Il faut aussi prendre garde que les vivres que vous apportez pour les petits, ne soient mangés par la mère qui est très-vorace : pour éviter cet inconvénient, le mieux est de placer la nourriture sous une cage, dont les barreaux sont assez écartés pour que les petits puissent commodément aller et venir, mais trop rapprochés pour livrer passage à la dinde.

Vers l'âge de deux mois, le dindonneau entre dans une période critique. Les papilles rougeâtres, qui garnissent la tête et le cou du dindon adulte, vont paraître chez le jeune oiseau. C'est ce qu'on appelle vulgairement *pousser le rouge*. Il faut alors redoubler de soins envers les dindonneaux, sous peine d'en perdre beaucoup. Une foule de moyens ont été conseillés pour aider la nature dans cette crise décisive : on a recommandé une nourriture tonique, telle que des œufs cuits dur hachés menu avec du pain émietté, du chènevis écrasé, du pain trempé dans du vin ; on a prescrit, pour les cas difficiles, la saignée à la veine située au-dessous de l'aile ; dans ces derniers temps, on a employé avec succès les oignons, à l'exemple et sur la recommandation de la reine d'Angleterre, qui les avait trouvés fort efficaces dans sa basse-cour de Windsor.

III. *Entretien.*

84. Une fois que les dindons ont poussé leur rouge, ils sont sauvés et deviennent aussi robustes qu'ils étaient auparavant faibles et délicats. On les nourrit alors aisément, et on peut les considérer comme fort avantageux. Ils ne craignent plus les intempéries, et pendant la bonne saison, on peut sans aucun inconvénient les laisser jucher en plein air. Ils perchent très-volontiers sur les rais de quelque vieille roue montée horizontalement sur un piquet ; et ce perchoir d'un nouveau genre est fort commode, en ce que les oiseaux étant sur le même niveau, ils ne sont pas exposés à se salir les uns les autres.

Toutefois, il sera bon de rentrer les dindons au poulailler dans la mauvaise saison : les pluies abondantes pourraient les rendre malades, et le froid un peu trop vif nuirait à leurs doigts qui sont tendres à la gelée.

85. Dès que les dindons ont atteint l'âge de se passer de mère, on les envoie aux champs, sous la garde d'une petite fille ou d'un garçon, qui les fait sortir le matin, les ramène vers les dix ou onze heures, pour les conduire encore, après midi, dans la campagne jusqu'au soir, temps auquel on leur donne

quelques grains, pour les accoutumer à se retirer sans s'écarter.

On peut aussi mener paître les dindons dans les prés nouvellement fauchés ; et pour leur faire acquérir une graisse bien délicate, on peut les mettre, après qu'on aura vendangé, dans les vignobles, où ils profitent avec avidité des grappes qui ont été laissées.

Comme il n'y a point de nourriture dont les dindons soient aussi friands, et qui leur donne une chair si délicate que les mûres, même les mûres sauvages qui viennent sur les ronces, il faut que leur conducteur les fasse toujours passer, en les ramenant le soir, le long des haies, et batte les ronces avec sa gaule pour faire tomber le fruit, afin que ces animaux s'en repaissent.

Lorsqu'on est proche des bois, on doit y mener souvent les dindons ; ils s'y plaisent beaucoup, parce qu'ils y trouvent une infinité de vermisseaux et d'insectes, qu'ils mangent avec plaisir : leur chair acquiert alors une qualité d'un goût bien meilleur que la chair de ceux qu'on n'y mène point ; mais il faut que celui qui les garde veille à ce qu'ils ne s'écartent guère, afin qu'ils ne deviennent pas la proie de quelques animaux carnassiers : il est bon d'avoir quelque chien qui, dans ce cas, fasse la garde autour d'eux.

86. Il faut, lorsqu'on a un troupeau de dindons assez considérable, avoir un dindonnier robuste, pour résister aux injures de l'air ; alerte, matinal et vigilant, pour qu'aucune de ses dindes ne s'égare. Il doit être fidèle et exact à vérifier son nombre tous les matins, et voir s'il n'y en a pas de boiteux ou de malades, afin d'y remédier.

Le dindonnier doit faire sortir son troupeau dès que le soleil est levé, ne l'abandonner jamais, et avoir soin de le conduire tantôt d'un côté, tantôt d'un autre, afin que la diversité du pâturage réveille l'appétit et fasse croître promptement les dindons. Il les ramènera sur les dix heures, et les renfermera jusqu'à midi : alors il les conduira au pâturage ; en les faisant rentrer le soir dans leur poulailler, il leur jettera auparavant un peu de grain. Dans la moisson, il ne leur donnera rien. Quand les mauvais temps empêchent qu'ils n'aillent aux champs, on doit leur donner, dans la basse-cour, des herbes ou des fruits hachés, avec du son.

87. Bien que le dindon soit un oiseau *rustique* et facile à nourrir, il demande cependant quelques précautions de la part de son gardien : lorsqu'on le mène au pâturage, il faut éviter la rosée du matin et celle du soir.

On fera également bien de ne pas perdre de vue les remarques des auteurs qui enseignent que les vesces, les pois carrés, et en général les légumineuses ne conviennent pas aux dindons, et que la ciguë, la jusquiame et la grande digitale à fleurs rouges les empoisonnent. On prétend aussi que les limaçons et les sauterelles, dont ils sont cependant fort avides, peuvent leur donner un dévoiement qui souvent les fait mourir.

88. Le grand air est très-favorable aux

dindons, et on a vu plus haut qu'il n'y a pas d'inconvénient à les laisser percher dehors pendant la bonne saison. Toutefois, au plus fort de l'été, ils ont besoin d'être garantis de la trop grande ardeur du soleil ; et il est bon de leur ménager alors quelque ombrage. Il n'est indispensable de les rentrer que par les temps de gelée ou de pluies abondantes.

Dans les basses-cours qui méritent de servir de modèles à cause de leur bonne ordonnance, les dindons ne logent pas avec les poules. Le sol de leur demeure est pavé et garni d'une litière qu'on renouvelle au moins tous les quinze jours. Leurs juchoirs sont construits de manière à ce que ces lourds oiseaux puissent commodément monter sur les barres, dont la grosseur est réglée d'après le poids qu'elles doivent supporter.

IV. Produits.

89. Bien qu'il ponde peu et que ses œufs ne soient estimés que pour faire de la pâtisserie, bien qu'il soit très-difficile à élever et qu'on n'en puisse guère obtenir qu'une couvée p[ar] an, le dindon est cependant, dans certaine[s] circonstances, celui des oiseaux de basse-cou[r] qui procure les plus beaux bénéfices.

Il convient particulièrement aux pays peu fertiles qui ont de vastes étendues de terre[s] en friche. Rien n'est plus favorable à la santé des dindons que d'aller pâturer dans les bois ou sur les landes. Ils n'y deviennent pas aussi gras que ceux qui ont été nourris dans les riches plaines de la Normandie et de la Picardie, mais leur chair est infiniment plus savoureuse.

90. L'engraissement du dindon est rendu facile par sa voracité. Aussi n'est-il pas nécessaire de le *chaponner*; et dans la pratique, on s'en dispense généralement. L'opération est du reste beaucoup plus difficile que chez le coq; l'incision doit être faite plus près des côtes, et il faut que le sujet ait cinq ou six mois. Comme le doigt est rarement assez long pour saisir commodément l'organe à extraire, il y aurait avantage à employer les in-

struments américains, dont il a été fait mention à propos du *chaponnage* des coqs.

Le dindon *chaponné* graisse plus vite et
mieux que le mâle non mutilé : on en a vu
atteindre le poids de 15 kilog. à l'âge de
douze ou quinze mois, tandis qu'un bon dindon gras ordinaire ne pèse guère que 8 kilog.;
la dinde est beaucoup moins pesante, mais sa
chair est plus délicate que celle du mâle ; tout
le monde connaît la réputation des dindes
truffées du Périgord.

91. Au surplus, soit qu'on ait *chaponné*
le dindon, soit qu'on ait reculé devant les dif-
ficultés de l'opération, on réussit à lui faire
rapidement prendre le *gras* à l'aide des moyens
employés pour les autres volailles : le repos,
la bonne nourriture et l'obscurité. On peut
l'enfermer dans une mue pour parfaire son
engraissement, en lui donnant deux fois par
jour, au matin et après midi, une pâte composée de pain de cretons ou marc de suif
bouilli et d'orties hachées menu, auxquelles
on ajoute après l'ébullition de la farine d'orge

ou de maïs. Ces pâtons sont recommandé
comme rendant la chair des jeunes dindon
plus blanche et plus délicate. C'est avec le
graines de l'*helianthus annuus*, connu dan
nos jardins sous le nom de *grand soleil* ou
tournesol, qu'on fait en Angleterre ces énor-
mes dindons gras de Norfolk qui pèsent quelquefois plus de 15 kilog. Les faînes, les noix
et les châtaignes ont aussi de la réputation.

L'estomac du dindon est tellement actif,
que douze heures lui suffisent pour digérer
complétement des noix avec leurs coquilles :
on commence par lui en faire avaler une ou
deux à la fois, puis on augmente la dose jusqu'à cinquante et plus en une seule journée.
On parvint ainsi à introduire plus de huit
cents noix dans l'estomac d'un seul dindon
en douze jours, au bout desquels il fut tué et
trouvé très-délicat. Cependant il y a des personnes qui, tout en reconnaissant aux noix
la propriété d'engraisser promptement les
dindons, leur reprochent de communiquer à
la chair un goût huileux.

V. *Maladies.*

92. Les maladies des poules d'Inde sont à peu près les mêmes que celles des autres espèces de volailles : ainsi les remèdes prescrits pour les poules communes doivent être les mêmes pour les dindons. Ils peuvent également servir aux oies, aux canards, aux paons, etc. La moindre fraîcheur que les dindons sentent aux pieds, surtout quand ils sont jeunes, leur donne la goutte, qui les fait périr infailliblement, si l'on n'a point l'attention, lorsqu'ils en sont attaqués, de leur laver fréquemment les pieds et les jambes avec du vin chaud, et de les tenir chaudement dans une chambre, où l'on jette de la paille et même un peu de foin. Aussi les dindons réussissent-ils toujours mieux dans un pays sec.

Il faut avoir soin de leur percer avec une épingle les petites vessies qui se forment sous la langue et sous le croupion, et de temps en temps, même de trois jours l'un, leur donner à boire de l'eau dans laquelle on aura mis de la rouille de fer ou de mâchefer, ou bien leur en laver la tête : cela prévient ou guérit la *figère* et les *ourses*, qui sont deux maladies auxquelles ils sont sujets.

Aussitôt que l'on s'aperçoit que les dindons ne mangent point, il faut prendre du poivre en grain, blanc ou noir, et en faire avaler 5 centigrammes à chacun.

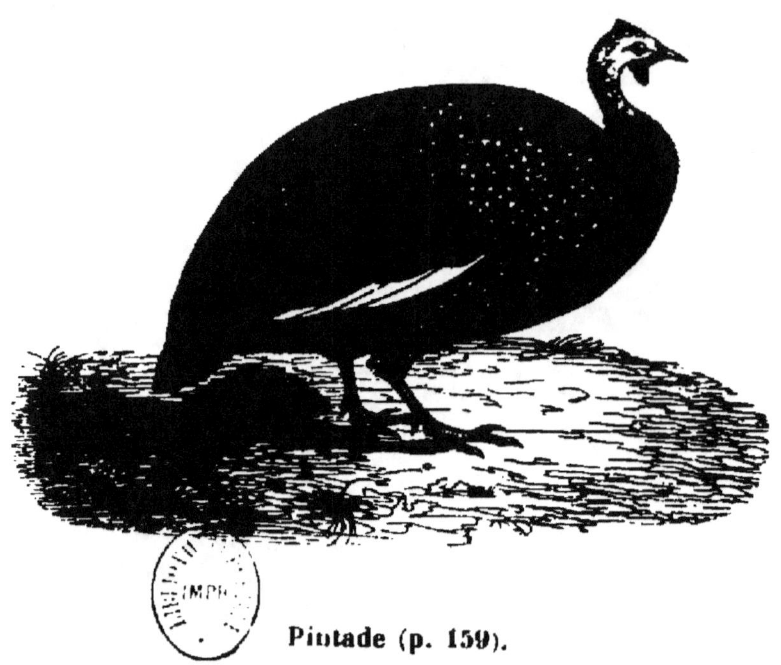

Pintade (p. 159).

DE LA PINTADE.

93. La pintade est originaire de l'Afrique, où elle vit par bandes, cherchant dans les broussailles, les insectes, les baies et les grains dont elle fait sa nourriture. Cet oiseau est positivement le *méléagris* des anciens : son cri plaintif et son plumage ardoisé, parsemé de taches blanches pareilles à des larmes qui auraient déteint sur un fond plus sombre, représentent fort bien le deuil des sœurs de Méléagre changées par Diane en oiseaux, et pleurant encore sous cette forme la perte de leur frère.

La pintade était connue à Rome, où sa chair faisait les délices des gastronomes de la décadence; mais au moyen âge, elle avait totalement disparu de l'Europe, à tel point que lorsqu'elle y redevint commune, quelques personnes la crurent originaire d'Amérique, comme le dindon. Cependant, en consultant les documents historiques, on voit que cette espèce n'était pas rare en Angleterre au xiiie siècle, soit qu'elle y eût été introduite pendant les croisades, soit qu'elle s'y fût conservée depuis la domination romaine. Nous savons également que les Portugais l'apportèrent d'Afrique dans le courant du xve siècle. Le *Théâtre d'agriculture* d'Olivier de Serres fait mention des *gélinotes dictes de Numidïe*, qui sont des *espèces de faisans* ; et plus tard les auteurs français désignent ces mêmes oiseaux sous le nom de *peintades*, à cause de leur plumage qui semble comme peint. Les Anglais les appellent communément poules de Guinée, mais souvent aussi pintades (*pintadoës*).

94. La pintade, poule d'Afrique ou de Numidie, dont le nom s'écrit aussi *peintade*, n'est pas très-commune dans les basses-cours ; on aurait tort, cependant, de la négliger : ses œufs, plus petits que ceux des poules communes, sont peut-être les meilleurs et les plus délicats que fournisse une espèce quelconque de volaille ; et sa fécondité est extrême dès les premiers jours de mai jusqu'au mois d'août. Mais la pintade aime à pondre à l'aventure, dans les bois, les prés et les pièces de blé. Elle se soucie peu de déposer ses œufs dans le poulailler.

Le cri aigu, perçant et incommode que cet oiseau jette fréquemment, son impétuosité ardente et son humeur irascible paraissent l'avoir fait bannir de quelques maisons; mais ce cri annonce avec certitude les variations du temps, à moins qu'il ne soit provoqué par l'apparence de quelque danger, ou par un besoin réel. Si la pintade aime trop à se battre avec les autres volailles, et à se faire craindre des plus fortes espèces, l'éducation affaiblit bientôt ces dispositions turbulentes.

95. On a un coq pintade pour douze à quinze femelles. Il est bon de donner les œufs à couver aux poules d'Inde, parce que le coq de la pintade casse les œufs quand il voit couver sa femelle. On compte

vingt-huit à trente jours pour l'incubation.

Indépendamment des vermisseaux, des œufs de fourmis et de la viande, on donne aux *pintadeaux* une pâte faite avec des œufs durs et du pain; ou bien on écrase du chènevis et du millet, qu'on mêle avec de la mie de pain.

Un mois après leur naissance, on donne aux pintadeaux le chènevis pur, l'avoine, le sarrasin, le blé, le son et les pommes de terre cuites, ainsi que toutes sortes d'herbes.

96. Les pintades grattent la terre comme les poules communes, et elles aiment à se blottir et se rouler dans la poussière, pour y chercher un remède contre l'incommodité des insectes. Elles se nourrissent de préférence de vermisseaux. Il faut tâcher de leur procurer des œufs de fourmis de prés ou de fourmis de bois; on y supplée par de la viande cuite ou crue, hachée, mêlée avec de la mie de pain.

Quand on veut se procurer des vers en grande quantité, soit pour les pintades, soit pour les poules, on forme un levain de farine d'orge ; on met ce mélange, avec du son et du crottin, dans un vaisseau convenable ; au bout de trois jours, s'il fait chaud, il est rempli d'une multitude de vers.

97. La pintade est facile à chaponner, et elle s'engraisse aisément, même sans cette opération.

C'est un manger délicat. Elle a le goût du faisan ; toutefois, on peut lui reprocher de trop durcir en vieillissant.

DU FAISAN.

I. Historique. — II. Élevage. — III. Entretien, — utilité.

I. Historique.

98. Cet oiseau est originaire de l'Asie ; son introduction en Europe paraît remonter aux temps qui précédèrent la guerre de Troie, c'est-à-dire à douze ou treize cents ans avant l'ère chrétienne ; les Argonautes passent pour l'avoir rapporté en Grèce des bords du Phase, qu'ils visitèrent en allant conquérir la toison d'or ; d'où son nom de phasianos (φασιανός), faisan ou oiseau du Phase.

Le faisan se rencontre assez communément en France à l'état semi-domestique, soit dans certaines basses-cours d'amateur, soit dans les parcs des riches particuliers. On en distingue un assez grand nombre d'espèces et de variétés.

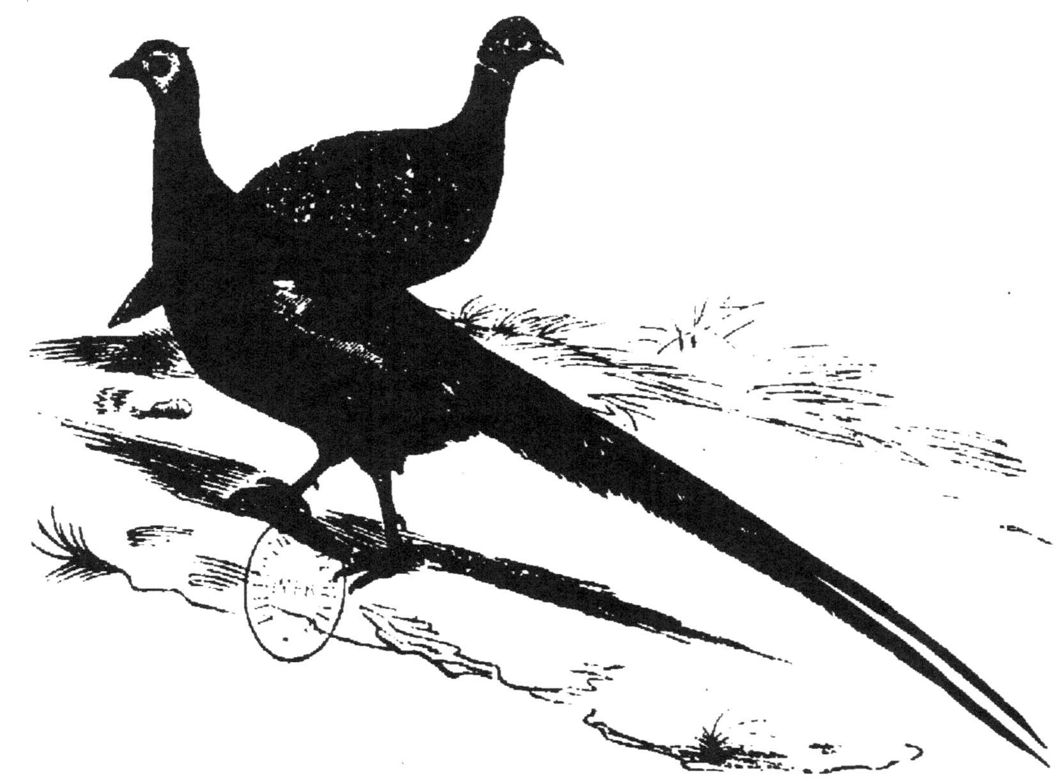

Faisans (coq et poule) (p. 164).

II. *Élevage.*

99. L'*élevage* des faisans et les soins qu'exige la bonne tenue d'une faisanderie, constituent un art dont nous allons essayer d'esquisser rapidement les règles principales.

Le faisan vit d'ordinaire six ou sept ans, et c'est vers l'âge d'un an qu'il est le plus propre à la reproduction. L'éleveur de faisans prépare les femelles à la ponte dès la fin de février ou le commencement de mars, en les enfermant, au nombre de cinq ou six pour un mâle, dans un petit parc. Il leur donne d'abord 1 décilitre de blé par oiseau et par jour, puis il remplace une partie de cette ration par du chènevis et des œufs durs émiettés avec du pain, en ayant soin toutefois de ne pas trop engraisser les faisandes de peur qu'elles pondent des œufs *hardés* ou sans coquille.

Elles commencent à pondre à la fin d'avril, et elles font trois œufs par semaine jusqu'à ce qu'elles en aient quinze ou dix-huit. Ces œufs sont plus petits que ceux de la poule commune, et remarquables par les petites taches brunes qui apparaissent en forme de cercle sur un fond gris verdâtre.

On fait ordinairement couver les œufs de faisan par une poule, et on recommande tout particulièrement pour cet usage les petites poules anglaises de la race de *Bantam*. Si on craint que la couveuse n'adopte pas volontiers les œufs de faisans, il faut l'*asseoir* d'abord sur des œufs de poule, sauf à les changer ensuite. Le nombre d'œufs qu'il convient de donner à une poule est de dix-huit à vingt ; l'incubation dure vingt-quatre ou vingt-cinq jours.

100. Les faisandeaux réclament la plus grande attention. Pour les soigner convenablement dans leur jeune âge, il faut avoir, sur un terrain sec, auprès d'un mur exposé au couchant, une sorte de boîte sans couvercle haute de 45 centimètres et divisée en deux par une claire-voie. L'un des compartiments, qui est un carré de 50 centimètres de côté, sert de prison à la poule ; l'autre, qui a 1ᵐ,25 de longueur et un demi-mètre de largeur, est destiné à recevoir la nourriture des faisandeaux qui, passant facilement à travers les barreaux de la claire-voie, vont et viennent à volonté , de dessous les ailes de leur mère, jusque dans leur salle à manger. La poule, trop grosse pour passer à travers la claire-voie, ne peut partager les vivres délicats destinés à sa couvée ; sa nourriture se compose d'avoine et d'orge. La partie de la boîte destinée à contenir la mangeaille des petits est couverte d'un filet, pour empêcher qu'elle ne soit vidée par les moineaux.

Comme les poussins, les faisandeaux n'ont guère besoin de manger le jour de leur éclosion, pendant lequel ils doivent rester sous l'aile de leur mère ; mais, au bout de vingt-quatre heures, ils commencent à réclamer de fréquentes distributions d'une nourriture choisie. Il leur faut au moins huit repas par jour, réglés de la manière suivante : à cinq heures du matin, 4 centilitre d'œufs de fourmis ; à

sept heures, pareille ration ; à neuf heures
1 centilitre de mie de pain rassis, mêlée d'
quantité égale d'œufs cuits dur et hachés me
nu ; à onze heures, des œufs de fourmis ;
puis, à une heure, de la mie de pain avec
des œufs cuits dur ; et ainsi de suite, alternativement de deux heures en deux heures,
jusqu'au huitième repas. Tel est à peu près
le régime des douze premiers jours, si ce
n'est qu'à partir du sixième jour, on fait
prendre le grand air aux faisandeaux, en les
mettant dans un petit parc composé de quatre
claies d'osier.

Du douzième au trentième jour, on ajoute
à la nourriture quelques vers blancs et un
peu de millet, en ayant soin, bien entendu,
d'augmenter graduellement les rations dans
la proportion de la force et de l'appétit crois-
sant de la petite famille.

Pendant le deuxième mois, on n'est plus
obligé de donner la nourriture, ni aussi fréquemment, ni aussi régulièrement ; les repas
peuvent ne plus avoir lieu que de quatre

heures en quatre heures, et on y fait entrer du sarrasin et du blé.

La nourriture du troisième mois ne se compose plus que d'orge et de blé distribués deux fois seulement par jour, matin et soir ; et vers la fin de l'élevage, on se contentera de donner 1 décilitre d'orge par faisan et par jour.

101. Tel est en substance le régime qui parait le plus convenable, sauf aux faisandiers intelligents à le modifier selon les circonstances et les cas particuliers.

Il n'est peut-être pas inutile de faire remarquer que les œufs de fourmis ne doivent pas être recueillis au hasard et sans choix : pendant le premier mois, il ne faut donner aux faisandeaux que les œufs des fourmis qui se trouvent dans les prés ; ceux des fourmis de bois, qui sont plus gros et plus solides, ne leur conviennent guère qu'à partir du second mois. C'est du moins l'opinion de Temminck et de plusieurs autres auteurs. On recueille ces œufs à l'aide d'une cuiller à pot et on les met dans un sac ; mais avant de les distribuer, il est bon de les passer au four, afin de tuer les fourmis qu'on a prises en même temps.

Lorsque les faisandeaux commencent à grandir, il est bon de leur donner quelque peu d'orge en vert, dont ils sont très-friands et dont les tiges encore tendres leur sont favorables par le suc laiteux qu'elles contiennent. Le faisandier doit veiller à ce que les jeunes faisans ne sortent le matin qu'après la rosée.

Si l'on a eu soin d'observer ces diverses précautions et d'agir avec prudence, les faisans arriveront sans encombre à l'âge adulte, et vers la fin d'octobre, on pourra les mettre en liberté dans la faisanderie.

102. Les maladies auxquelles sont sujets les faisandeaux proviennent le plus souvent du défaut de soin et de propreté. La vermine, que leur communique quelquefois la poule couveuse, est combattue victorieusement par la propreté des cages où on les enferme, et par la précaution que l'on a de leur procurer

du sable pour s'y nettoyer; il ne faut pas perdre de vue que les bains de sable ou de poussière sont fort utiles au faisan, comme à la poule.

Le dévoiement, qui est quelquefois si terrible pour les jeunes faisans, est causé soit par le froid, soit par l'humidité, soit par une nourriture trop aqueuse et trop relâchante. Un habile faisandier prévient presque toujours cette maladie, en éloignant les causes qui la produisent : il proportionne la qualité de la nourriture à l'état de santé de ses élèves, la rendant plus tonique par une plus forte ration de jaunes d'œufs cuits dur, ou même s'il le faut, par l'addition d'un peu de mie de pain trempée dans du vin ; surtout il veille à la propreté de l'eau, et pour être plus sûr de son fait, il en augmente la salubrité en y mêlant un peu de sel, en y déposant du mâchefer, ou bien en y trempant un fer rouge.

Les faisandeaux ont une époque critique qu'on peut comparer à la prise du rouge chez les dindons. C'est une sorte de mue suivie de

la pousse des grosses plumes de la queue.
Cette crise a lieu vers l'âge de deux mois et
demi; on en favorise l'issue par une plus forte
ration d'œufs de fourmis, et de jaunes d'œufs
cuits dur et hachés menu avec quelques
feuilles de laitue.

III. *Entretien, — utilité.*

103. Les faisans adultes vivent à peu près
comme la volaille ordinaire : les grains de
toute espèce, les légumes tels que choux,
oseille, laitues, persil, carottes, pommes de
terre, panais, oignons, les glands, le marc de
raisin, les baies d'aubépines et autres leur
conviennent à merveille. Les vers et les œufs
de fourmis sont pour eux une friandise. Il
leur faut aussi de l'eau fraiche et souvent renouvelée.

Ce sont des oiseaux très-dévastateurs et de
mauvais voisins pour les récoltes : ils ne se
contentent pas, comme les perdrix, de couper
les premières feuilles du blé qui commence à
pousser; ils grattent la terre et y cherchent le

grain pour le manger. Ils sont farouches, fuient les approches de l'homme et se réfugient dans les bois. Ils adoptent volontiers les taillis de lisière pour y percher, afin d'être à portée d'aller matin et soir au gagnage, c'est-à-dire ravager les récoltes voisines. Mais, dans les parcs bien ordonnés, on ne les abandonne pas ainsi à l'aventure : on les cantonne dans un endroit réservé où l'on dispose tout ce qui leur est nécessaire. C'est ce qu'on appelle une faisanderie.

104. Cinq hectares environ sont une étendue convenable pour former une faisanderie. Il faut une bonne clôture, soit en murailles, soit au moins en planches. Le taillis doit y être assez fort pour procurer aux faisans un ombrage pendant l'été, et un abri dans la mauvaise saison. Les meilleures plantations sont celles de cornouiller, de genévrier, d'épine noire et blanche, de merisier à grappe, de fusain, de groseillier, de framboisier, de ronces, de sureaux, ou autres essences dont les fruits ou les baies procurent au faisan une nourriture saine et agréable. Un peu d'eau courante serait fort utile dans un pareil endroit, mais c'est là un avantage qu'il n'est pas toujours possible de se procurer.

Si l'on craint que les agréments qu'on a ait en sorte de réunir dans la faisanderie, ne suffisent pas pour y fixer ses volages pensionnaires, le plus sûr moyen de les contraindre à y demeurer sera de leur couper le bout de l'aile ; c'est une opération que le plus simple faisandier rend sans danger, en ayant soin de cautériser la plaie avec sa pipe rougie au feu. Les oiseaux ainsi mutilés ont besoin que l'homme leur vienne en aide dans certaines circonstances : il faudra donc songer à leur subsistance, et surtout les défendre contre les animaux malfaisants, beaucoup plus que si on leur avait laissé les moyens de subvenir euxmêmes à tous leurs besoins et de veiller à leur sécurité.

105. Le faisan peut être considéré comme un oiseau d'agrément. Il est facile de le faire vivre dans une volière d'amateur, mais sa place est principalement dans les vastes parcs des grands propriétaires.

Il convient aussi parfaitement aux forêts dont la chasse est bien gardée : c'est alors un gibier fort agréable.

106. La chair du faisan, jeune, tendre et gras, est d'un goût exquis; elle nourrit beaucoup : on aime surtout le faisan rôti. Les œufs sont délicats et excellents.

DE LA PERDRIX.

107. La perdrix ne saurait être considérée comme un oiseau de basse-cour. Cependant, puisqu'un certain nombre de personnes s'occupent de son éducation, puisque, avec des soins attentifs, on parvient à l'apprivoiser, elle doit avoir sa place dans ce petit ouvrage.

On connaît, en France, deux espèces principales de perdrix, la grise et la rouge. Elles sont bien distinctes l'une de l'autre par leurs mœurs ; et, placées ensemble sur le même terrain, elles ne contractent pas d'alliances. La perdrix rouge, ainsi appelée parce qu'elle a les pattes, le bec, l'iris et le tour des yeux de couleur rouge, est plus particulièrement propre à la région du midi ; elle a la gorge blanche ainsi que le cou. La perdrix grise, le gibier le plus ordinaire dans nos départements du nord, est de mœurs moins sauvages

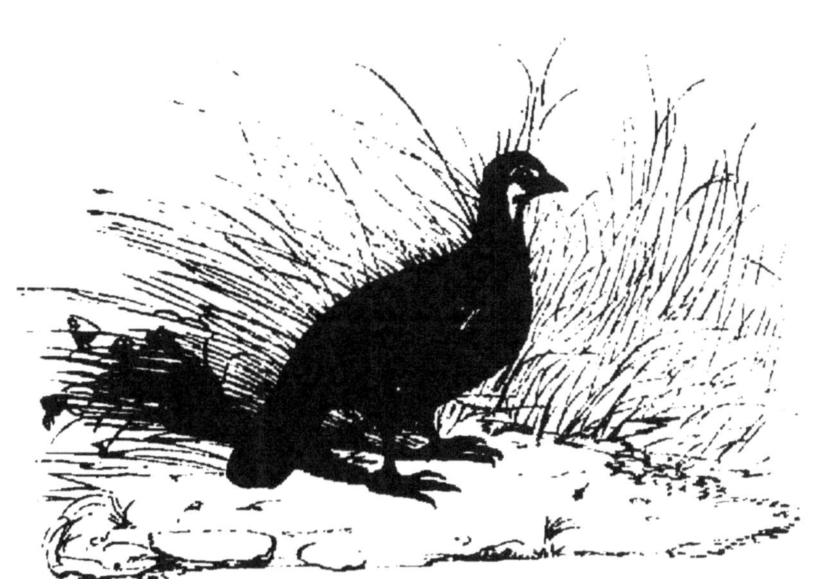

Perdrix rouge (p. 176).

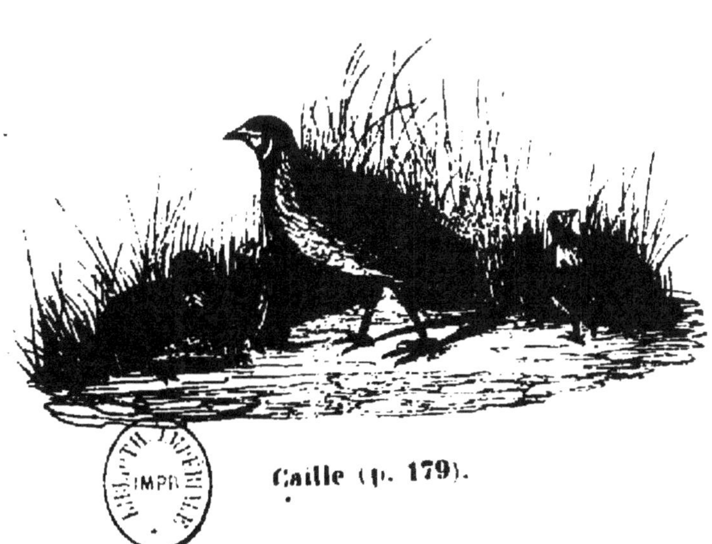

Caille (p. 179).

que la rouge; elle peut se priver à demi et devenir presque un oiseau domestique. Dans le centre de la France, pays où les deux espèces se rencontrent sur les mêmes terroirs, tous les chasseurs savent que la perdrix grise a l'instinct social beaucoup plus développé que la rouge : les compagnies de perdreaux gris se lèvent ordinairement en masse, tandis que les rouges partent l'un après l'autre.

La perdrix vit sept à huit ans. Elle se plaît en rase campagne et fait sa demeure au milieu des récoltes. Il faut qu'elle soit poursuivie et en quelque sorte forcée, pour qu'elle cherche un refuge dans les taillis. Cependant, la perdrix rouge diffère encore en cela de la grise ; elle va même jusqu'à se percher.

C'est au commencement du printemps que la perdrix s'accouple, pour pondre en mai quinze à vingt œufs de la grosseur à peu près de ceux d'un pigeon ; les œufs de la perdrix grise sont gris verdâtre, ceux de la rouge sont d'un blanc sale et *piquetés* de brun.

108. Comme la perdrix ne pond pas volontiers en domesticité, les personnes qui
veulent élever des perdreaux sont ordinairement obligées de se procurer des œufs dans
les champs. On se sert d'une poule pour les
faire éclore. Les petites poules anglaises de
la race de Bantam sont très-convenables pour
cela, et elles couvent aisément deux douzaines d'œufs. L'incubation dure environ
trois semaines.

Les petits perdreaux se nourrissent de
même que les faisandeaux. Les œufs de fourmis sont la base de leur régime. La période
critique a lieu chez eux vers l'âge de six semaines, quand leur tête achève de se couvrir
de plumes. Ils sont alors sujets à une enflure
dangereuse de la tête et des pattes. Les meilleurs moyens préventifs sont la liberté et le
grand air.

Si on les destine à peupler un terroir, on
ne tarde pas à leur donner la clef des champs.
Toutefois il sera bon de continuer encore pendant quelque temps à leur porter à manger,

chaque jour de moins en moins, de manière à les accoutumer graduellement à se suffire à eux-mêmes.

Si on désire en faire des oiseaux domestiques, il faut les empêcher de s'envoler, en les privant de bonne heure des principales plumes de l'aile. On n'oubliera pas que les perdrix rouges réclament plus de soin que les grises pour réussir en domesticité, et qu'elles s'apprivoisent difficilement.

109. Les perdrix, de même que les faisans, peuvent s'engraisser comme la volaille, à l'aide d'une nourriture abondante et bien appropriée, que l'on donne régulièrement à l'oiseau enfermé à l'étroit dans un lieu suffisamment chaud et obscur.

La chair des perdrix engraissées artificiellement est plus tendre et plus succulente que celle des perdrix des champs; mais elle a un goût moins relevé.

110. Ce qui vient d'être dit de la perdrix peut s'appliquer en grande partie à la caille. Son éducation domestique se fait d'une ma-

nière analogue ; il paraît même qu'on réussi
encore plus aisément.

Nous ferons remarquer en terminant que
toutes les fois qu'on veut tenir, soit la perdrix,
soit la caille, dans une cage ou dans tout autre espace étroit, il est indispensable de prendre quelques précautions pour éviter que ces
oiseaux ne se tuent contre les barreaux de
leur prison. Le meilleur moyen d'éviter de
pareils accidents est de tendre une toile, contre laquelle les prisonniers peuvent donner
de la tête sans inconvénient. Si on néglige
ce soin, on est à peu près sûr de perdre
les cailles, principalement en automne, au
moment de la migration. Poussées par un
instinct irrésistible, ces pauvres bêtes font
alors des efforts inouïs pour s'échapper,
comme si elles pensaient que leurs compa-
gnes n'attendent plus qu'elles pour se mettre
en route.

DU PAON.

I. Historique. — II. Élevage. — III. Utilité.

I. Historique.

111. On considère le paon comme originaire des Indes orientales, d'où il se serait d'abord répandu jusque dans l'Asie Mineure. La mythologie nous le représente comme l'oiseau de Junon, ce qui prouve qu'il était déjà connu des Grecs aux temps héroïques. Mais l'époque de son passage d'Asie en Europe, comme oiseau domestique, est loin d'être certaine : selon les uns, il serait venu seulement à la suite des expéditions d'Alexandre le Grand ; selon d'autres, son introduction en Grèce daterait d'une époque beaucoup plus ancienne. A l'appui de cette dernière opinion, on cite des documents historiques qui, tout en parlant du paon comme d'un oiseau rare encore , prouvent du moins sa présence dans la basse-cour des contemporains de Périclès.

A Rome, il faut aller jusque vers la fin de la république pour rencontrer le paon : Pline nous apprend qu'Hortennius, *homme magnifique* , contemporain de Cicéron , fut le premier qui en fit servir à ses convives. Cet usage dut se perpétuer durant tout le Bas-Empire, et nous le retrouvons au moyen âge.

Dans les temps féodaux, le paon était l'accessoire obligé de tous les festins d'apparat , et le privilége d'apporter sur la table du banquet ce plat somptueux, appartenait à la noble dame la plus distinguée par sa naissance, son rang et sa beauté. L'honneur de figurer aux repas de cérémonie, avec tout l'éclat de son plumage resplendissant, n'est point resté au paon dans les temps modernes ; les gastronomes d'aujourd'hui, qui veulent la satisfaction du palais en même temps que celle des yeux, ont donné la préférence au faisan.

Cependant, les brillantes couleurs du noble

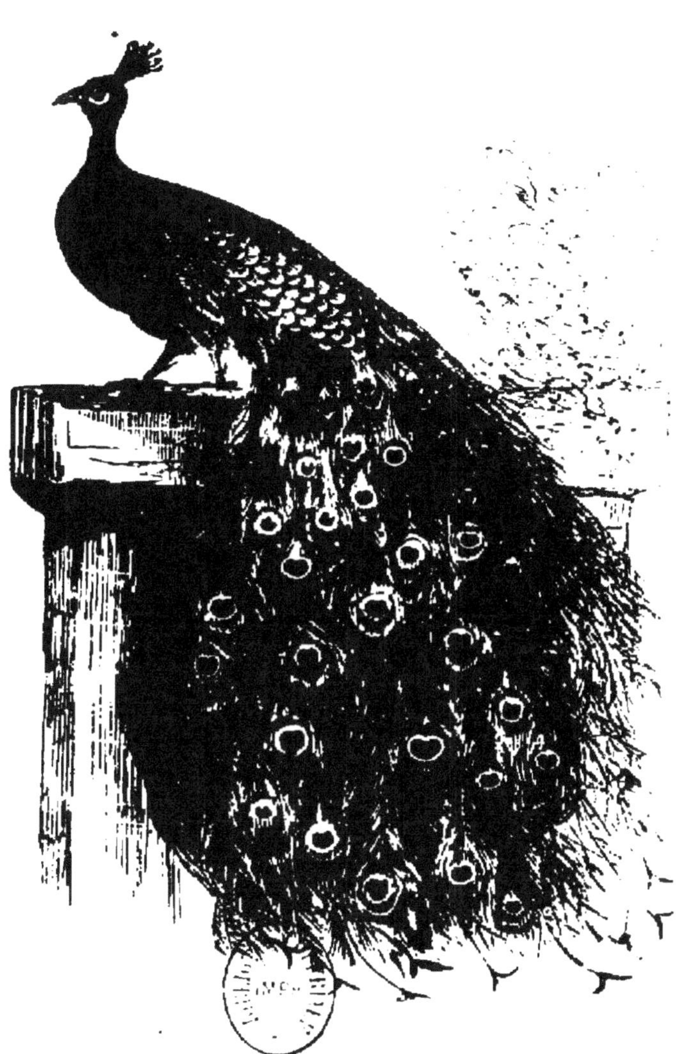

Paon (p. 181).

oiseau de Junon lui ont fait trouver grâce devant les amateurs désintéressés. Après s'être répandu dans toutes les contrées de l'ancien monde, il a passé en Amérique ; et partout, il a été considéré comme l'un des plus beaux ornements de la basse-cour. Olivier de Serres commence ainsi le chapitre qui lui est consacré : « *C'est le roi de la volaille terrestre, que le paon ; comme la primauté sur l'aquatique est deue au cygne.* » Plus tard, Buffon a déployé toute la pompe de son style, pour en faire une description louangeuse.

112. Le paon, comme tous nos oiseaux de basse-cour, a subi l'influence de la domesticité ; et il s'est plus ou moins sensiblement modifié, selon la nature des pays où il a été acclimaté. On en trouve de différentes couleurs, même des blancs. Linné nous dit qu'il vit assez difficilement en Suède, et que son plumage s'y altère. Cette observation du grand naturaliste ne fait que confirmer une loi générale, qui veut que la couleur des oiseaux soit d'autant plus voyante et d'autant

plus bigarrée que le climat est plus chaud , d'autant plus simple au contraire et d'autant plus uniforme que le pays est plus froid.

Eu égard à son origine méridionale, le paon doit être considéré comme un des oiseaux qui s'acclimatent le plus aisément dans les contrées du nord : il ne demande aucun soin particulier sous notre latitude; il y est assez *rustique*, et il y vit jusqu'à l'âge de vingt ou vingt-cinq ans. La femelle, qui porte dans nos basses-cours le nom de *paonne*, *paonnesse* ou *panache*, se distingue du mâle par des couleurs moins brillantes.

II. Élevage.

113. Le coq-paon doit avoir quatre à six femelles : celles-ci ne pondent jamais qu'elles n'aient trois ans; du moins, avant cette époque leurs œufs ne sont pas féconds. Le nombre ordinaire est de dix à douze œufs pour chaque ponte, qui commence à la fin d'avril ou au commencement de mai. Après le premier œuf, les paonnes continuent de pondre de deux jours l'un. Il faut avoir soin de ramasser les œufs, parce que cet oiseau les égare volontiers en divers endroits ; on épie les lieux où il va jucher et on met de la paille sous le juchoir, pour empêcher les œufs de se casser en tombant.

La paonne cherche à cacher le nid où elle veut couver. Quand on l'a découvert, on entoure cet endroit de pieux ou de claies, afin d'y faire une clôture, qui empêche les animaux malfaisants d'y pénétrer.

114. Tandis que la paonne couve, il ne faut la visiter que de l'œil et de loin, pour qu'elle n'abandonne pas ses œufs. Le coq-paon cherche à casser les œufs des couveuses ; on tâche donc de le tenir éloigné.

Un mois suffit pour faire éclore les petits paons, que l'on nomme *paonneaux*.

Quelques personnes prennent le parti de donner les œufs de paonnes à couver aux grosses poules communes, dix jours après que la paonne a commencé de les couver. Cinq œufs suffisent dans ce cas. Mais la paonne elle-même en couve jusqu'à dix. Les poules ne peuvent pas remuer ces œufs, qui sont un peu forts pour elles : une fille de basse-cour attentive et prudente prend ce soin , afin que les œufs soient échauffés partout également.

115. La meilleure nourriture des paons quand ils sortent de l'œuf, est la farine d'orge détrempée dans du vin , du froment ramolli dans l'eau, ou de la bouillie cuite et refroidie. Plus tard , on leur donne l'orge pure : il en faut à chacun 10 kilog. par mois. En hiver , on leur donne des fèves rôties sur les charbons. Ils aiment aussi beaucoup le froment , les pepins de pommes et de poires, le fromage blanc bien pressé, sans petit-lait. Ils sont friands de sauterelles ; mais avant que l'oiseau mange ces insectes, il est bon d'en ôter les pieds.

Il ne faut mettre les paonneaux mâles avec les grands paons que lorsqu'ils ont sept à huit mois ; avant cet âge les vieux mâles ne les voient guère sans les poursuivre comme étrangers. Quand l'aigrette qui les distingue des femelles commence à pousser, ils sont malades. On ne souffre pas qu'ils dorment à terre, à cause du froid et de l'humidité ; on les met sur le perchoir.

A mesure que les paons croissent, ils aiment à se battre : il faut veiller à mettre fin au combat, pour que les plus faibles ne soient pas blessés.

III. Utilité.

116. Le paon, considéré sous le point de vue de l'utilité, a eu, et a encore aujourd'hui, ses défenseurs et ses ennemis. On l'a vu figurer dans les anciens temps sur la table des grands, non pas seulement comme une pièce d'apparat et de décoration, mais encore comme un mets qui avait son mérite. On engraissait alors les paons qu'on destinait à cet usage avec du marc de pommes. Plus tard, les connaisseurs prétendirent que la chair de cet oiseau si magnifique avait le triple défaut d'être dure, sèche et difficile à digérer. De nos jours, il a été répondu que si les vieux paons méritent ce reproche, il n'en est pas de même des jeunes, capables au contraire de fournir, étant convenablement lardés, un fort bon rôti. Les œufs de paonne ont été, comme la chair, tantôt déclarés supérieurs à ceux de poule, et tantôt délaissés par la masse des consommateurs.

Le cri si désagréable du paon avait lui-même presque trouvé un défenseur dans Olivier de Serres, qui en reçut des avertissements salutaires à l'époque turbulente où il vivait. Les paons du Pradel, perchés sur les grands arbres qui ombrageaient le manoir de notre grand agronome, ont souvent donné le signal du danger, pendant l'obscurité de certaines nuits de printemps et d'été, et de la sorte *esventé les secrettes approches des ennemis*. Touché de ce service, leur maître reconnaissant les met sur le même rang que ses chiens de garde ; et en faveur de cette louable qualité, il leur pardonne volontiers leur cri *mal plaisant*.

Il n'est pas jusqu'à la fiente de ces oiseaux,

qui n'ait eu sa réputation. Le fameux remède anti-épileptique de la comtesse de Valdreck se préparait, il n'y a pas bien longtemps encore, avec une poignée de fiente de paon mâle, s'il s'agissait de guérir un homme, et de paon femelle, s'il s'agissait d'une femme. On laissait macérer dans du bon vin rouge, puis on passait le mélange, et on le faisait prendre au malade, à jeun, trois jours de suite avant la nouvelle lune. Il fallait ensuite se tenir bien couvert, et attendre la sueur avec confiance.

Quoi qu'il en soit des qualités du paon et de ses produits, nous pensons que, pouvant avoir dans une basse-cour tout à la fois poule, dindon, oie et même chien de garde, il n'est guère permis de considérer l'oiseau aux brillantes couleurs autrement que comme objet de pur agrément. Il ne faut pas perdre de vue que le paon est assez mauvais coucheur, et que souvent il empêche la volaille de manger, quand il ne va pas jusqu'à tuer les poules les plus faibles et les jeunes poulets.

Comme oiseau d'agrément, le paon n'est beau que pendant une partie du printemps et de l'été : dès la fin de juillet, il commence à muer; il devient alors triste, ne pouvant plus faire la roue et étaler avec orgueil les *ocelles* brillants qui parent l'extrémité des plumes de sa queue. En revanche, dans ce temps de retraite, il est silencieux, et s'il ne charme pas autant les yeux, du moins il ne blesse plus à chaque instant l'oreille de son cri désagréable.

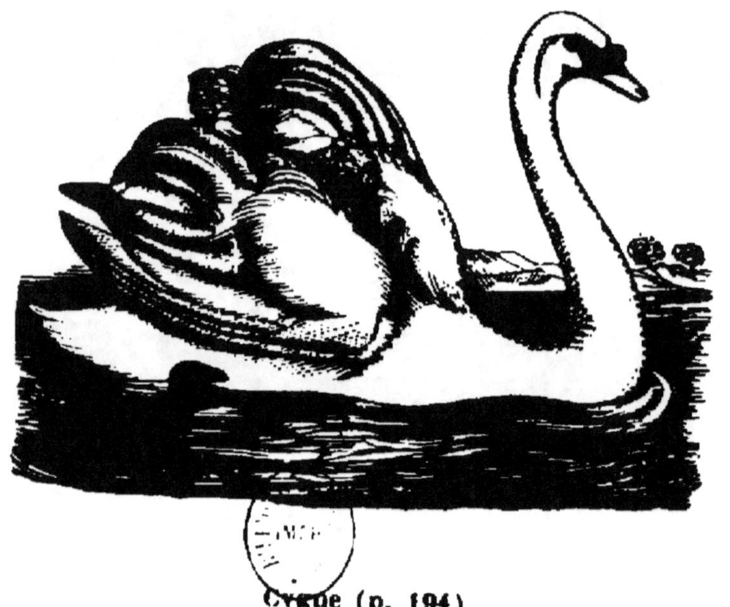

Cygne (p. 194).

DU CYGNE.

1. **Historique et espèces diverses.** — II. Élevage. — III. Mœurs — IV. Utilité.

I. *Historique et espèces diverses.*

117. *Le roi de la volaille aquatique* est aujourd'hui beaucoup plus rare en France qu'il ne l'était, il y a deux ou trois siècles, dans le temps où l'on définissait la Charente *une rivière couverte de cygnes, pavée de truites et bordée d'escrevisses.* Non-seulement les cygnes abondaient alors dans le voisinage d'Angoulême, mais encore ils étaient très-communs dans d'autres provinces : Valenciennes leur devait une partie de sa réputation, et aux environs de Paris, une petite île de la Seine en avait pris le nom d'*île aux Cygnes.* Ce qui explique pourquoi les cygnes étaient si abondants autrefois, c'est que nos pères ne se bornaient pas comme nous à en faire des oiseaux de pur agrément. Pendant toute la semaine que durèrent les noces de Charles le Téméraire, en 1468, on vit chaque jour deux cents cygnes figurer à côté des cent paons qui, pompeusement recouverts de leur brillant plumage, ornaient les tables somptueuses dressées pour recevoir et fêter l'épouse du puissant duc de Bourgogne.

On distingue un assez grand nombre d'espèces (nous devrions peut-être dire *races*) de cygnes, parmi lesquels nous remarquons le cygne sauvage, le cygne domestique et le cygne noir d'Australie.

118. *Le cygne sauvage* ou *cygne sifflant* a les pattes noires ainsi que le bec, qui affecte une forme demi-cylindrique, et offre une teinte jaune à la base de la mandibule supérieure. Son plumage est blanc sur tout le corps, à l'exception de la partie supérieure et postérieure du cou, et du dessus de la tête, où il tire légèrement sur le jaune. Le mâle a environ 1ᵐ,40 de longueur et 1ᵐ,50 à 1ᵐ,60 d'envergure. La femelle est plus petite. Elle pond de quatre à sept œufs d'un brun de rouille tacheté de blanc, et elle couve pendant six semaines environ.

C'est un oiseau commun sous les latitudes septentrionales. Dans les hivers rigoureux, il émigre en petites troupes vers les eaux douces des pays tempérés; mais il est rare qu'il s'avance jusque sous le climat de la France centrale. Le cygne sauvage ne se reproduit guère que dans les contrées du nord. Il est assez abondant dans les îles situées au nord de l'Écosse, dans les Féroë, et même dans les Shetlands, les Orcades et les Hébrides. On le rencontre surtout en Islande, où il est l'objet d'une chasse assez curieuse. A l'époque des migrations, les Islandais armés de bâtons et accompagnés de leurs chiens, se mettent à la poursuite des jeunes cygnes de l'année qui, ayant mué dans le mois d'août, sont hors d'état de suivre les vieux; ils assomment ceux qu'ils atteignent, pour se régaler de leur chair dont ils font grand cas.

Le cygne se nourrit principalement de végétaux ; aussi , ne le rencontre-t-on ni en mer, ni même au milieu des grands lacs ; il préfère les rivières et les pièces d'eau douce de peu d'étendue. Ce n'est pas un oiseau plongeur.

Le cygne privé, *muet* ou *domestique* est surtout remarquable par l'éclatante blancheur de son plumage. Il a plus d'envergure que le cygne sauvage , mais il a le corps plus ramassé et plus pesant. Les couleurs de son bec sont disposées dans un ordre inverse : l'ensemble est d'un rouge de saumon, et l'on remarque des taches noires à l'extrémité et à la base de la mandibule supérieure , ainsi qu'à deux petits endroits triangulaires et dépourvus de plumes sur chaque joue. C'est le plus grand des oiseaux nageurs.

119. *Le cygne d'Australie* est un oiseau curieux à cause de la couleur noire qui règne sur tout son plumage, à l'exception des premières pennes de ses ailes qui sont blanches. Il a le bec et les yeux rouges ; ses pattes sont d'un brun rougeâtre. Pour les formes et pour la longueur, il ressemble beaucoup au cygne domestique : il a seulement un peu moins d'envergure, et ses ailes sont plus larges et plus fortes. Son introduction en France date de plus d'un demi-siècle; il y vint à la suite d'une expédition en Australie, et il fut déposé dans les jardins de la Malmaison. Les Anglais se sont occupés de son acclimatation et paraissent y avoir fort bien réussi.

On reproche au cygne noir d'Australie d'être despote et de ne pas souffrir de compagnons dans ses eaux. Le mâle défend, même contre les approches de l'homme, sa femelle et sa couvée. La couleur des petits diffère de celle des oiseaux adultes : ils sont pendant la première année d'un gris cendré tirant sur le noir.

II. Élevage.

120. La femelle de notre cygne domestique est propre à la reproduction vers l'âge de deux ou trois ans. Son nid se compose

d'herbes sèches. Elle pond , d'ordinaire en
février et de deux jours l'un , des œufs qui
diffèrent par la couleur de ceux du cygne
sauvage. Ils sont blancs , gros comme le
poing et bons à manger. Le nombre varie de
cinq à huit. L'incubation dure une quarantaine de jours ; pendant ce temps, le mâle se
constitue le gardien de la femelle et la défend
courageusement.

Les petits cygnes se nourrissent avec du
pain trempé dans du lait, de la laitue cuite et
hachée par morceaux, de l'orge moulue, etc.
Ils sont dans leur jeunesse de couleur grisâtre
et recouverts d'un duvet qui n'est remplacé
par des plumes qu'assez lentement. Le cygne
n'est complétement couvert de son riche
et éclatant plumage que vers la fin de sa
deuxième année.

III. Mœurs.

121. La longévité réelle du cygne a donné
lieu à bien des contes ; il faut rabattre pas
mal de siècles de la quasi-immortalité de cet

oiseau. Il en est de même de la prétendue mélodie de son chant; nous avons déjà fait allusion à ce point, en donnant au cygne domestique l'épithète de muet. Le roi des eaux observe d'ordinaire un profond silence, et s'il le rompt, c'est pour faire entendre une sorte de sifflement rauque qui est loin d'être mélodieux.

Le cygne passe la plus grande partie de son existence dans l'eau ; il marche mal, et il perd sur terre cette grâce et cette distinction qui en font le plus noble des oiseaux nageurs. Il se nourrit de plantes aquatiques, d'insectes, de grenouilles, etc.; mais il ne mange pas le poisson, ainsi qu'on le lui a reproché quelquefois. Si les cygnes du bassin des Tuileries étaient aussi avides de poissons que le prétend Buffon, il y a longtemps qu'ils auraient avalé les petites dorades qui vivent avec eux. D'après quelques auteurs, la présence du cygne dans une pièce d'eau aurait au contraire pour effet de protéger les poissons, en tenant éloignés les oiseaux pêcheurs.

IV. Utilité.

122. Le cygne doit être considéré comme un oiseau d'agrément. Il est cependant possible d'en tirer quelque profit en le dépouillant, comme on fait des oies, deux fois par an, au printemps et vers la fin de l'été, de son duvet qui est presque aussi estimé que l'édredon.

Quant à en faire un oiseau de table, à l'exemple des puissants seigneurs du moyen âge, c'est une chose à laquelle il ne faut guère songer, bien que selon certaines personnes un jeune cygne engraissé tout exprès soit fort bon à manger; ce ne serait dans tous les cas qu'un mets exceptionnel, inférieur en qualité à une bonne dinde, et n'ayant d'autre mérite que celui de son haut prix et de sa rareté. La chair du vieux cygne devient noire, sèche, coriace et insipide : il faut la laisser se faisander ou la faire mariner comme celle des bêtes fauves. Le jeune cygne sauvage, lorsqu'il est gras, est assez bon à manger. Le cygne noir d'Australie passe pour avoir la chair plus tendre et le duvet plus fin que notre cygne blanc domestique.

DE L'OIE.

I. Oie sauvage et oie domestique. — II. Élevage et entretien. — III. Produits : duvet, — foies gras, — plumes.

I. Oie sauvage et oie domestique.

123. Cet oiseau est très-commun à l'état sauvage dans les contrées les plus septentrionales, en Islande, en Norwége, en Suède, en Finlande, au Groënland, dans la Nouvelle-Zemble, etc. Il émigre aux approches de l'hiver et se dirige par bandes, quelquefois assez nombreuses, vers les régions tempérées du globe.

On en distingue plusieurs espèces ou races qui diffèrent, non-seulement par leur extérieur, mais encore par leurs mœurs. Nous citerons :

1° L'*oie des moissons*, ainsi appelée en France à cause de ses ravages dans les champs de blé. Elle porte dans certains pays le nom d'*oie à fève*, parce que le bout de son bec présente une tache noire qui ressemble presque à une féverole. C'est à cette espèce qu'appartiennent les oiseaux que nous voyons à l'arrière - saison, passer bien au-dessus de nos têtes, par troupes rangées en forme de V. Ils adoptent cet ordre afin de pouvoir plus aisément accomplir de longs voyages sans se reposer. Le sommet de l'angle, qui est le poste le plus pénible, est occupé par un mâle robuste; et lorsque ce conducteur est fatigué de fendre l'air, il est remplacé par un autre.

2° L'*oie rieuse* ou *au front blanc*, qui tire son nom d'une tache blanche qui s'étend depuis la base du bec jusque sur le front. Le reste de la tête, le cou et le haut du corps sont d'un brun foncé. Le bec est fort à la base; il est de couleur jaunâtre, avec le bout blanc. Cette espèce n'attaque pas les récoltes, comme la précédente; elle préfère les parties les plus humides des marais.

A ces deux espèces il convient d'ajouter

l'*oie ordinaire* ou *oie première* qui est considérée comme la souche de nos oies domestiques. Pour la taille et pour les formes, elle se rapproche assez de l'oie des moissons : elle est seulement un peu plus forte, et son bec se termine par du blanc, au lieu de la fève noire caractéristique. Elle est originaire des parties froides de l'Europe orientale, et dans ses migrations elle pénètre assez avant vers le sud. Les pattes sont d'un jaune pâle couleur de chair, ainsi que le bec, sauf l'extrémité qui est blanche. Le ventre et le dessous du cou sont blancs ; le reste du plumage présente diverses nuances, gris cendré sur la tête et le cou, bleu cendré léger sur la partie extérieure des ailes, et gris de plomb pâle par-dessous. La longueur du mâle est d'environ 0^m,90 ; la femelle est un peu plus petite. Lorsqu'ils voyagent, ces oiseaux se rangent en lignes, quelquefois parallèles, mais le plus souvent réunies sous forme de ≻ ou angle aigu dont le sommet fend l'air.

124. Nous n'essayerons pas de remonter à l'époque où l'oie fut réduite en domesticité ; il nous suffit de savoir que c'est un des hôtes les plus utiles de nos basses-cours. L'oie est surtout avantageuse pour les personnes qui possèdent des terrains où l'on puisse l'envoyer paître ; il n'en serait pas de même s'il fallait la nourrir continuellement dans la basse-cour.

Il n'est pas nécessaire d'avoir une pièce d'eau à sa disposition pour se livrer à l'éducation des oies. Il suffit d'examiner avec quelque attention cet oiseau pour deviner qu'il n'est pas essentiellement nageur : ses pattes plus longues, moins écartées et placées plus en avant que celles du cygne, indiquent au contraire que notre oie domestique est au moins aussi bien disposée pour la marche que pour la natation. Ce n'est pas comme le canard qui, par son corps fait en forme de bateau, et par ses pattes placées en arrière, annonce un oiseau dont les mouvements doivent être aussi embarrassés sur terre que commodes sur l'eau. Cependant l'oie nage volontiers; mais elle ne plonge pas. Quant à la nourriture, on peut considérer l'oie comme plus frugivore que le cygne et surtout que le canard.

125. Des diverses races d'oies qui se rencontrent dans les basses-cours, la première est sans contredit celle de Toulouse. La grande oie de Toulouse est comparable au cygne pour la force. Elle a le bec rouge orangé, et les pattes couleur de chair. Son plumage est généralement d'un gris d'ardoise marqué de raies brunes et quelquefois rehaussé de noir. L'oie de Toulouse a sous le ventre une masse de graisse qui devient très-sensible vers le mois d'octobre, et qui augmente quelquefois chez les oiseaux gras jusqu'au point de toucher à terre et de les gêner pour marcher.

Les oies sont très-nombreuses dans le Languedoc, surtout dans les départements du Tarn, de la Haute-Garonne et de l'Aude. Leur élevage y est très-soigné; le moindre

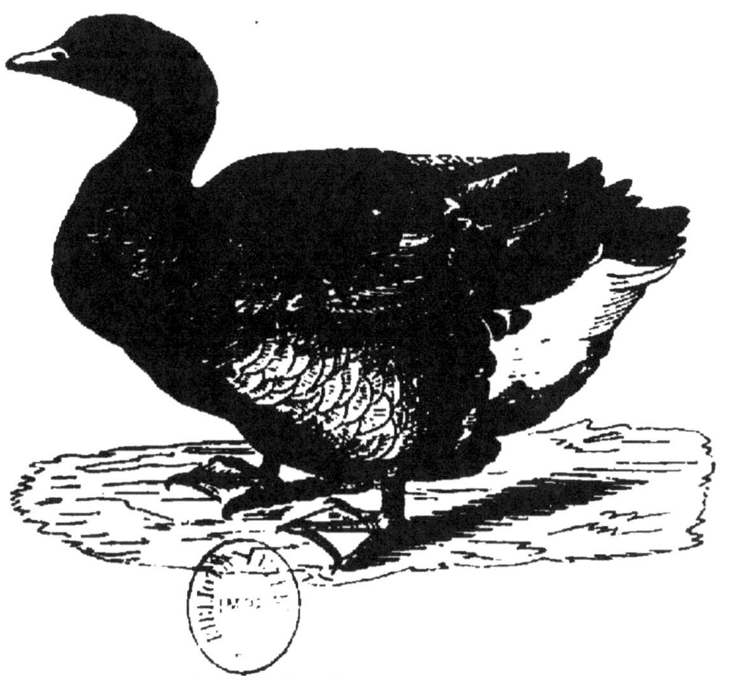

Oie de Toulouse p. (204).

paysan, qui n'a souvent que deux ou trois femelles pour faire des élèves, choisit le plus beau mâle du voisinage et les y conduit. On est rarement aussi attentif dans nos fermes les mieux dirigées ; cependant , il n'en coûte pas plus pour nourrir des sujets bien choisis que pour en entretenir de vilains.

II. Élevage et entretien.

126. Pour avoir une bonne race d'oies, il faut les choisir de la grande taille et d'un œil fort gai. Un *jars*, qui est le mâle d'une oie, suffit à cinq ou six femelles.

Les oies font trois pontes par an et vivent vingt-cinq à vingt-six ans. La femelle couve trente jours.

Ces animaux pondent sous des toits , et il faut faire en sorte de les y accoutumer : on a soin de ramasser leurs œufs ; ils en donnent plus qu'aucune autre volaille. L'économie est de les laisser toujours pondre et rarement couver. On doit mettre la mangeaille près de leur nid.

On les fait couver comme les dindes, et on place leur nid dans des endroits qui ne sont point humides. Si l'on veut avoir beaucoup d'oisons, on peut se servir de poules communes, pour leur faire couver des œufs d'oies, jusqu'à huit; ou l'on se sert de dindes, qui en embrassent jusqu'à onze. En général, on n'en doit pas trop avoir.

127. On élève les oies dans les basses-cours comme les poules : elles vivent d'herbes et de grains. Ces animaux sont fort voraces, mais faciles à élever. Pour apaiser leur grosse faim, on leur donne des feuilles de chicorée, de laitue et des légumes hachés. Ils s'accommodent fort bien de toutes sortes de légumes détrempés avec du son dans de l'eau tiède; les orties et les ronces ne leur valent rien. On les conduit au pâturage avec les dindes; on les laisse barboter dans l'eau, tant qu'il leur plaît.

On doit les éloigner des vignes, des jardins, des blés et des lieux où il y a de jeunes arbres; car elles feraient beaucoup de dégâts :

d'ailleurs leur fiente gâte les prés et brûle la terre.

Pour empêcher les oies de passer dans les blés, dans les haies, et d'entrer dans les jardins, on leur passe une plume à travers les ouvertures qu'elles ont à la partie supérieure du bec.

Il faut toujours leur donner à manger près de leur toit et à la même heure, pour les empêcher de s'écarter.

Il faut mettre sous le toit des oies quelques séparations comme aux moutons pour empêcher que les plus vieilles ne battent les jeunes. Il faut tenir ce lieu sec, et leur donner souvent de la paille hachée, nette et déliée.

III. Produits : duvet, — foies gras, — plumes.

128. Les oies portent du profit par leurs plumes, leur chair et leur graisse.

On les plume deux fois par an, c'est-à-dire qu'on leur ôte le duvet sous le ventre, le cou et le dessous des ailes, quand il commence à

tomber de lui-même : les grosses plumes de
leurs ailes servent pour écrire. On sale leur
chair.

Le vrai temps pour les engraisser est lorsqu'il fait bien froid, c'est-à-dire aux mois de
décembre et de janvier : on doit alors les enfermer sous le toit, après leur avoir fait manger beaucoup d'herbes, de mauvais pain, du
grain de rebut, du son, pour les mettre en
chair : c'est alors qu'elles prennent aisément
graisse en quinze jours, en les nourrissant
avec une pâte de farine d'orge, ou de blé de
Turquie ou d'avoine.

Quand on n'a qu'un petit nombre d'oies à
engraisser, on les met dans une barrique, où
l'on fait des trous, dans lesquels elles passent
leur tête pour chercher leur nourriture
qu'on met dehors. Une oie commune, bien
grasse, peut donner jusqu'à 3 kilog. 1/2 de
graisse.

129. Dans quelques-unes de nos provinces, il existe une industrie qui consiste à
engraisser des oies pour obtenir ce qu'on ap-

pelle des foies gras, avec lesquels on fait des pâtés très-estimés des gastronomes. Le résultat désiré s'obtient à l'aide d'un procédé plus ou moins barbare, dont l'effet est de développer chez l'oiseau qui y est soumis une sorte de cachexie hépatique, maladie dans laquelle le foie acquiert un tel volume que souvent il pèse jusqu'à 1 kilog.

Déjà du temps des Romains, grands amateurs de bonne chère en général, et de foies gras en particulier, on connaissait l'art de satisfaire les goûts bizarres nés des excès d'une civilisation en décadence; et nous trouvons dans le poëte Martial des allusions aux moyens ingénieux, tels que l'obscurité, les pâtes de farine habilement composées, que l'on employait alors pour engraisser la volaille.

Chez nous, la privation absolue de lumière et de mouvement joue un grand rôle dans l'engraissement des oies. On est allé jusqu'à crever les yeux de ces pauvres oiseaux, et pour les condamner au repos le plus complet, on a souvent poussé la barbarie jusqu'à leur clouer les pattes sur une planche ; heureusement, ces pratiques sauvages ont été reconnues inutiles, nuisibles même à l'engraissement, et elles sont aujourd'hui généralement abandonnées. Pour obtenir des foies gras, on se borne actuellement à enfermer les oies dans un lieu bien étroit et bien obscur, tel qu'une boite ou même un pot de terre. Un mois, et une douzaine de kilos de maïs convenablement préparé, suffisent d'ordinaire pour amener un bon résultat; et l'oiseau vorace a tellement grossi qu'il faut, pour l'avoir dehors, casser le pot dans lequel on l'avait enfermé. Pendant les huit derniers jours, on mêle avantageusement au maïs quelques cuillerées d'huile d'œillette, dont l'effet très-légèrement narcotique procure à l'oiseau une douce somnolence favorable à l'engraissement. On reconnaît qu'une oie est suffisamment grasse lorsqu'on sent sous chaque aile une pelote de graisse.

130. La chair n'est pas le seul produit de

l'oie : sa dépouille a également de la valeur. Quelquefois, on écorche l'oiseau pour fabriquer des fourrures qui se vendent comme faites avec des peaux de cygne. Le plus souvent, on se borne à le plumer. Beaucoup de personnes tirent parti du duvet de l'oie, même pendant sa vie. Pour cela, elles l'arrachent, ainsi qu'on a vu plus haut, deux et même trois fois par an, c'est-à-dire en mai, à la fin de septembre, et quelquefois en juillet.

Pour que le duvet des oies mortes ne perde pas de sa qualité, il faut avoir soin de l'enlever le plus tôt possible, alors que l'oiseau est encore bien chaud. Tant de duvet que de plumes, on peut obtenir jusqu'à 200 grammes d'un seul oiseau.

Les plumes à écrire doivent subir, avant d'être employées, une préparation qui consiste à les dépouiller de leur pellicule graisseuse. Après les avoir plongées à plusieurs reprises dans de l'eau bouillante, ou les avoir passées dans de la cendre chaude, on les gratte avec une lame de couteau. C'est ce qu'on appelle *hollander les plumes*, mot qui vient de ce que l'opération a été d'abord pratiquée par les Hollandais.

DU CANARD.

I. **Généralités**, — espèces et races. — II. Élevage, — entretien, — produits.

I. Généralités, — espèces et races.

131. Le canard est, beaucoup plus que l'oie, un oiseau aquatique. La forme de son corps et l'insertion de ses pattes le rendent infiniment plus propre à la natation qu'à la marche : aussi est-il fort à son aise sur l'eau, et très-gauche sur terre. Il diffère encore de l'oie par son genre de vie, étant moins frugivore que le cygne lui-même : non-seulement il se nourrit de sangsues et de jeunes reptiles, tels que des têtards de grenouilles, mais encore il mange bel et bien les petits poissons qui se rencontrent dans son voisinage, ce qui le rend un hôte très-incommode dans les rivières, étangs ou viviers. Le canard trouve avec facilité sa nourriture dans l'eau trouble.

et jusque dans le bourbier : il n'a pas besoin
pour la découvrir du secours de ses yeux ; la
nature lui a garni le bec d'une membrane
sensible et d'un grand nombre de papilles
nerveuses qui, en s'épanouissant sur ses
bords, en font un instrument de tact assez
parfait pour qu'il puisse aisément distinguer
les matières alimentaires au milieu des substances inertes.

Dans une basse-cour le canard fait son profit de tout, depuis le grain perdu dans le fumier jusqu'aux entrailles des animaux qu'on
vient d'abattre : son estomac a une puissance
digestive considérable.

152. Le canard appartient à une grande
famille naturelle, et il constitue avec le cygne, l'oie, etc., une tribu dans laquelle les
savants distinguent plusieurs espèces assez
différentes les unes des autres. On peut, à
l'exemple des anciens naturalistes, diviser les
canards en deux grandes catégories, l'une
comprenant les oiseaux d'eau douce, l'autre
les oiseaux d'eau salée.

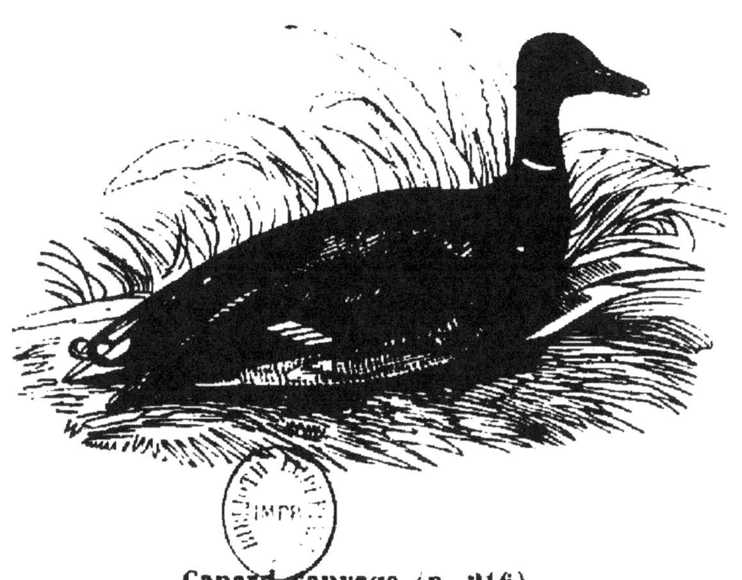

Canard sauvage (p. 216).

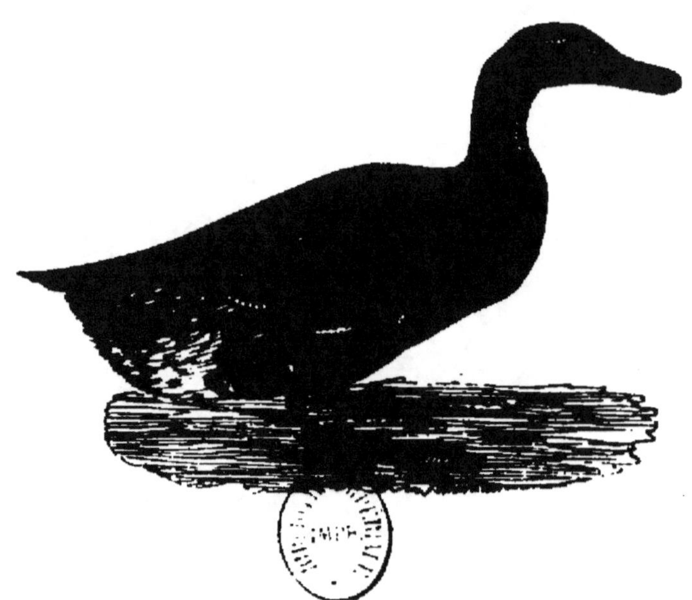

Canard de Rouen (p. 217).

Ces derniers se distinguent des premiers, non - seulement par leurs mœurs qui les portent à vivre près du rivage de la mer, mais encore par leurs formes : ils offrent la particularité caractéristique d'avoir le quatrième doigt ou pouce bordé d'une membrane très-prononcée, au lieu de l'avoir libre et séparé des autres doigts, comme les canards d'eau douce; ils ont aussi les pattes articulées plus en arrière, ce qui les rend moins propres à la marche. Beaucoup de naturalistes les classent dans un genre différent de celui des canards. Ils affectionnent de préférence l'eau salée et ils plongent fréquemment; ils nagent avec aisance et surtout avec une extrême rapidité. Le duvet qui recouvre ces canards de mer est plus abondant que celui des oiseaux d'eau douce, et surtout il est de qualité supérieure. L'art de le recueillir constitue une véritable industrie pour les pauvres habitants des régions polaires, qui vont, souvent au péril de leur vie, chercher dans les fentes des rochers les nids faits d'herbes marines, où les oiseaux déposent leurs œufs sur une couche moelleuse de duvet qu'ils se sont arraché de dessous le ventre. La précieuse garniture est à peine enlevée que la femelle se dépouille de nouveau , et à son défaut le mâle , pour réparer le dommage ; de telle sorte que le chasseur islandais ou norwégien peut successivement faire plusieurs récoltes , et obtenir dans le même nid plusieurs hectogrammes d'édredon ; c'est le nom que porte dans le commerce cette marchandise, à cause du mot *eider* qui, dans la langue de ces contrées, sert à désigner l'oiseau qui la produit.

Le canard d'eau douce diffère du canard de mer, notamment en ce qu'il a le quatrième doigt ou pouce libre , ou du moins bordé d'une membrane beaucoup moins prononcée, caractère qui le rapproche de l'oie et du cygne ; il a en outre les pattes articulées moins en arrière, les doigts plus courts, les tarses plus gros et plus ronds, les ailes plus fortes, toutes choses qui le rendent plus apte à la marche et au vol. C'est un oiseau *migrateur* qui, des

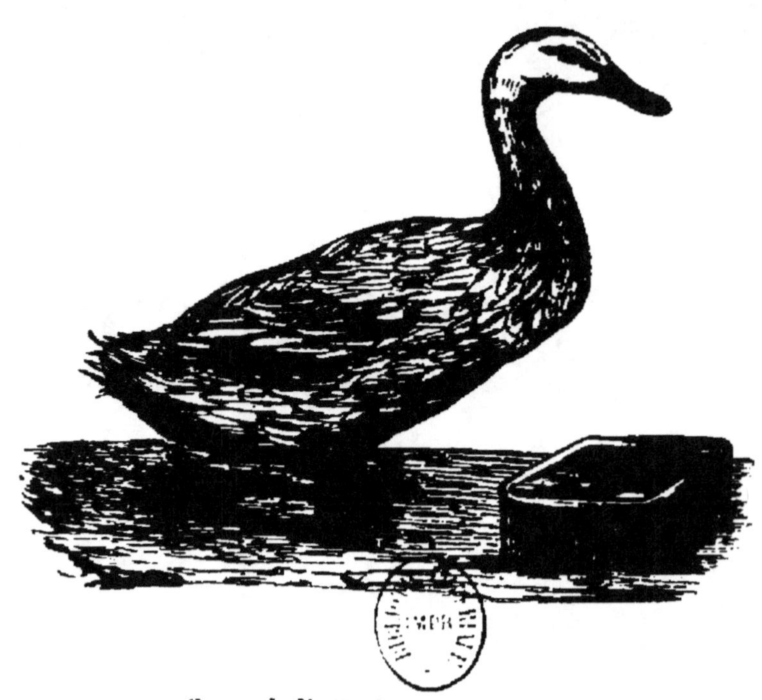

Canard d'Ailesbury (p. 217).

pays du nord, arrive en France à l'arrière-saison.

133. Notre canard domestique, qui dérive du canard sauvage d'eau douce dont il vient d'être parlé, renferme plusieurs races.

Les plus répandus en France sont le canard barboteur commun, et le canard de Rouen, oiseau perfectionné par l'éducation et jouissant hors de son pays d'une réputation méritée.

Puis viennent les races étrangères, parmi lesquelles mérite d'être distingué le canard d'Aylesbury, ainsi appelé du nom d'une petite ville anglaise du comté de Buckingham. C'est une race estimée pour sa grosseur et pour la perfection de ses formes, et en même temps fort curieuse à cause de son plumage blanc.

En fait de curiosité, nous ne devons pas non plus passer sous silence un oiseau, d'origine assez obscure, qui est connu en Europe sous les noms divers *de canard noir du Labrador, de Buenos-Ayres, des Indes orien-*

tales, *etc.* Cet oiseau qui par ses mœurs semble tenir le milieu entre le canard sauvage et le canard domestique, est de couleur noire tirant sur le vert pourpre de nuance métallique. Son bec et ses pattes sont noirs. Les œufs que la femelle pond au commencement de la saison sont noirs; mais ceux des pontes subséquentes laissent apercevoir une teinte blanchâtre qui augmente graduellement. La couleur noire est due à une substance huileuse, qui se détache en grattant l'œuf.

A côté des races européennes, on voit assez souvent figurer dans nos basses-cours *le canard musqué*, qui doit son nom à l'odeur particulière que répand un liquide gras sécrété par des glandes situées près du croupion. On l'appelle aussi *canard de Barbarie, de Guinée, des Indes*. On le dit originaire de l'Amérique du Sud, et il craint le froid de nos climats. Extérieurement, cet oiseau se fait remarquer par les caroncules charnues d'un rouge vif qui garnissent sa tête. La couleur de son plumage n'est point constante. Bien des personnes le proscrivent à cause de l'odeur désagréable de sa chair ; cependant, on peut atténuer beaucoup l'effet de l'odeur de musc, en ayant soin d'enlever de suite la tête et le croupion de l'oiseau que l'on tue. Des croisements ont eu lieu entre le canard de Barbarie et le canard commun. Les produits sont considérés comme beaucoup plus agréables au goût. Mais il est utile de faire remarquer, que le canard musqué et notre canard domestique européen étant deux espèces distinctes, les oiseaux qui résultent de leur alliance sont de véritables mulets, et que comme tels, ils sont incapables de produire entre eux. On assure cependant que ces mulets peuvent s'accoupler utilement, soit avec l'une, soit avec l'autre des espèces dont ils proviennent.

II. Élevage, — entretien, — produits.

134. Quand même on n'aurait ni rivière ni ruisseau près de sa maison, on peut encore élever des canards ; cependant ceux qui sont à portée de l'eau sont de meilleur goût. On donne à chaque canard huit ou dix canes. Les mâles sont plus gros que les femelles : ils ont toujours au-dessus du croupion quelques plumes qui se retroussent en rond. La femelle est grise, et elle n'a pas de couleurs si vives ni si belles que le mâle.

Les canes pondent de suite depuis le mois de mars jusqu'à la fin de mai, si elles sont bien nourries. Elles pondent de quinze à vingt œufs.

On doit faire en sorte de ne point les laisser sortir du toit qu'elles n'aient fini leur ponte : on est fort en danger de les égarer si l'on n'y prend garde.

Elles ont coutume de couver sur la fin du mois de mai, et celles qui viennent des premières couvées sont toujours les meilleures.

Une cane ne couve que six œufs ; les canetons sont trente et un jours à éclore. On a pour eux les mêmes soins que pour les poussins : on leur donne de l'orge, du gland, des herbes hachées menu, et de petits poissons lorsqu'on peut en avoir. On doit avoir attention de ne les laisser sortir qu'au bout de huit ou dix jours, afin qu'ils soient plus forts; encore ne les laisse-t-on pas aller tout d'un coup avec les vieux canards, qui les battraient.

Lorsqu'on fait couver des œufs de cane par des poules communes, elles en couvent alors jusqu'à douze ou treize.

135. On doit les élever comme les autres volailles; il faut leur donner à manger comme aux poules, matin et soir, et toujours aux mêmes lieu et heure, afin qu'ils s'y trouvent et ne s'égarent point.

Il ne faut, pour bien engraisser les canards, que les bien nourrir; encore est-ce la volaille de la basse-cour pour la nourriture de laquelle on prend le moins de précaution. Ils aiment fort le pain, l'orge et tout ce qui est chair; car ils sont très-carnassiers et très-voraces.

136. Le canard est avantageux pour les personnes qui ont de l'eau à leur disposition, bien entendu toutefois pourvu que ce ne soit ni un vivier, ni un étang, ni une rivière destinés au poisson. En effet, il a été dit plus haut que le canard ne se fait pas scrupule de manger les petits poissons ; et il devient ainsi fort coûteux à nourrir.

C'est un oiseau assez rustique, dont l'*élevage* ne demande pas de précautions minutieuses. Il faut cependant empêcher les canetons d'aller à l'eau de trop bonne heure et de s'éloigner sur les étangs quand il fait froid ; c'est pourquoi on conseille de confier les œufs, non à une cane qui, outre qu'elle serait une couveuse peu assidue, ne manquerait pas de faire nager avec elle les petits à peine éclos, mais à une poule qui écartera le plus longtemps qu'elle pourra sa famille adoptive d'un élément qu'elle considère comme perfide, et qui sera saisie d'effroi lorsque poussés par leur instinct les canetons, sans faire attention à l'épouvante de leur mère, se jetteront à l'eau.

Le canard est un oiseau domestique très-répandu sur le globe. Il forme le fonds de la nourriture des Chinois aisés ; on en élève beaucoup du côté de Canton, et on les y fait éclore artificiellement en déposant les œufs dans du fumier.

137. Ce n'est pas seulement par sa chair que le canard donne du profit. La femelle est très-féconde, et ses œufs sont fort estimés pour faire de la pâtisserie ; il est aussi des personnes qui les mangent volontiers à la coque. Le duvet du canard est encore un revenu que ne dédaignent pas les ménagères économes : on le recueille comme celui des oies, en mai et en septembre ; quelquefois même, on fait une récolte supplémentaire dans l'intervalle, par exemple en juin ou en juillet.

La chair du canard a un mérite que tout le monde est à portée d'apprécier. L'engraissement est facile. Si on voulait y préparer les oiseaux par le *chaponnage*, il faudrait de toute nécessité choisir l'été pour pratiquer cette opération, les glandes qu'il s'agit d'enlever disparaissant en automne pour ne plus devenir sensibles que l'année suivante.

Bien des personnes tuent les canards communs en leur coupant le cou , tandis que de bons auteurs recommandent de ne pas les faire saigner , mais de les étouffer ou de leur percer le crâne avec la pointe d'un couteau. L'enlèvement de la tête n'est conseillé que pour les canards musqués:

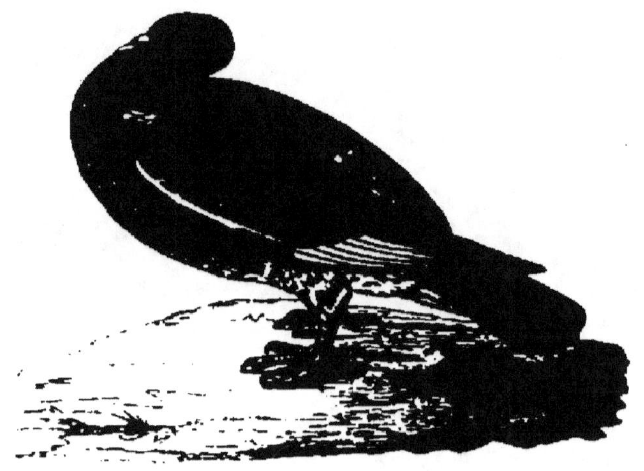

Pigeon ramier (p. 228).

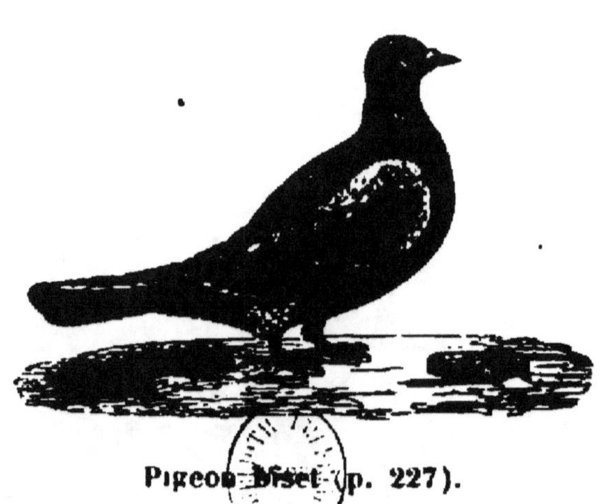

Pigeon biset (p. 227).

DU PIGEON.

138. Le pigeon se rencontre dès la plus haute antiquité chez les peuples de l'Orient. Aristote, en nous disant que le pigeon ne conserve sa fécondité que pendant quatre ans, nous prouve que de son temps cet oiseau avait été sérieusement étudié à l'état domestique. Rome impériale, qui ne négligeait rien de ce que ses vastes possessions pouvaient contenir de curieux ou d'utile, semble s'être procuré les plus belles races de pigeons de l'époque : du temps de César, et surtout dans le siècle suivant, les riches amateurs payaient une paire de pigeons jusqu'à 800 fr. de notre monnaie.

Dans l'organisation politique du moyen âge, le pigeon fut un oiseau de privilége : jusqu'en 1789, le droit de colombier *à pied*, comme on disait alors, c'est-à-dire de pigeonnier construit en maçonnerie du haut en bas et isolé des autres bâtiments, était dans plusieurs de nos provinces attaché au titre de seigneur haut justicier ou du moins de seigneur de fief ayant censive ; les particuliers, nobles ou roturiers, ne pouvaient bâtir de colombier *de pied*, mais seulement une volière ou *fuie*, c'est-à-dire un pigeonnier construit sur piliers de bois.

A la suite de la révolution, la faculté d'avoir des pigeons, exclusivement réservée jusque-là à une partie de la noblesse ou tout au plus étendue aux personnes qui avaient en propriété 50 arpents de terres labourables situées aux environs de leurs maisons, fut accordée à tout le monde. Le nombre des colombiers, au lieu de demeurer restreint comme celui des privilégiés, s'accrut dans une proportion effrayante pour l'agriculture. Au nom de l'intérêt général, on prit des mesures pour mettre les propriétés des particuliers à l'abri des ravages des pigeons, au moins à l'époque des semailles et de la récolte. Mais, l'exécution de ces mesures a été abandonnée aux autorités locales qui, cédant aux instances des amateurs de pigeons, particulièrement de ceux qui n'ont point à craindre pour leurs récoltes, se sont souvent laissé entraîner à prendre des arrêtés contraires à l'intérêt public, et fort peu en harmonie avec le grand principe du respect de la propriété. De telle sorte que bien des cultivateurs français sont encore aujourd'hui réduits à déplorer les abus de cette sorte de vaine pâture *incontrôlable*, et à réclamer de l'autorité une protection plus efficace contre les dégâts souvent fort considérables que commettent dans leurs récoltes les bandes dévastatrices d'oiseaux ravageurs qui, trompant la vigilance la mieux exercée, viennent d'un colombier plus ou moins voisin s'abattre à toute heure du jour au milieu des champs nouvellement ensemencés, et détruisent en peu d'instants l'espoir de la moisson future.

139. Le pigeon, considéré à l'état de nature, a le plumage d'un gris d'ardoise ; le

tour de son cou est d'un vert à reflets changeants ; son aile porte une double bande noire, et sa croupe est d'un blanc pur. Les savants le désignent sous le nom de *colombe biset* (*columba livia*), et ils en font une espèce appartenant au même genre (le genre *colombe*) que le ramier (*columba palumbus*), la tourterelle commune (*columba turtur*), la tourterelle à collier (*columba risoria*), etc. Ce pigeon, que l'on regarde comme la souche des races qui peuplent nos colombiers, fait son nid dans les rochers et dans les vieux édifices ; mais il ne s'établit pas sur les arbres : il diffère en cela du ramier, et des autres oiseaux de la même famille.

Au point de vue scientifique, les pigeons ont beaucoup occupé les naturalistes, qui éprouvent quelque difficulté à tomber d'accord sur la place à leur donner dans une classification méthodique, les uns les rangeant au nombre des gallinacés, d'autres les mettant avec les passereaux, et les troisièmes en faisant un ordre à part sous le nom d'ordre *co-*

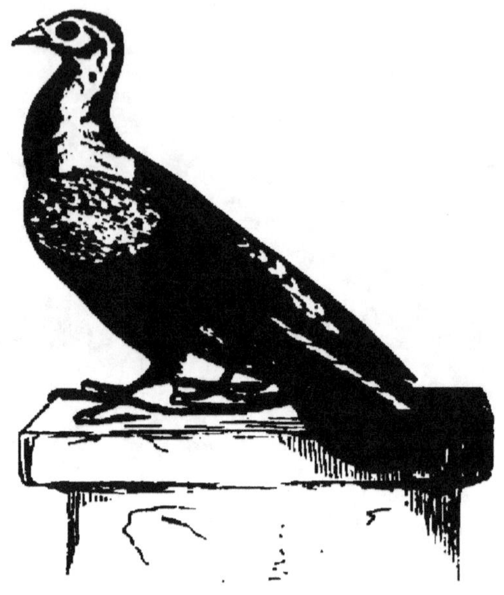

Pigeon mondain (p. 229).

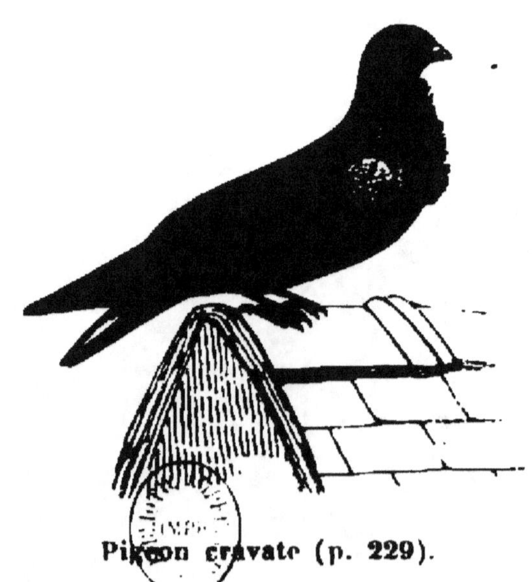

Pigeon cravate (p. 229).

lombin. Les discussions des savants ne sauraient trouver place dans ce petit travail agricole.

Ce n'est point non plus ici le lieu d'entreprendre l'étude détaillée des deux ou trois douzaines de races de pigeons reconnues par les auteurs spéciaux, et subdivisées par eux en plusieurs centaines de variétés plus ou moins distinctes. Il faudrait un volume pour étudier à fond les caractères distinctifs, les mœurs et les qualités diverses du mondain, du pattu aux pieds garnis de plumes, du romain, du huppé, du frisé, du nonnain-capucin, du maurin ou du capé, du tambour glouglou, du limousin, du lillois, du crapaud-volant, du pigeon de Norwége, du pigeon de Barbarie, du pigeon turc, du boulant ou grosse-gorge, du batteur, du cavalier, du cuirassier, du pigeon-paon, du culbutant dont le vol est subitement interrompu pour faire coup sur coup cinq ou six culbutes, du messager ou voyageur si recherché avant la découverte du télégraphe électrique pour envoyer promptement à de longues distances des dépêches pressées, etc., etc.

Il suffit de feuilleter et de parcourir des yeux les divers auteurs qui ont écrit sur les pigeons, pour comprendre qu'il est à peu près impossible de réunir dans une monographie, même très-détaillée, les variétés et les sous-variétés innombrables reconnues par les amateurs. C'est ainsi que Buffon, après avoir énuméré et décrit treize variétés du pigeon à grosse-gorge, termine par des *et cetera.* « Voilà, dit le grand naturaliste, les races principales des pigeons à grosse-gorge. Mais il y en a encore plusieurs autres moins belles, comme les rouges, les olives, les couleurs de nuit, etc. » Le dictionnaire universel de M. Charles d'Orbigny indique quatorze variétés dans la seule race des mondains. MM. Boitard et Corbié passent en revue vingt-quatre races de pigeons, subdivisées en cent vingt-deux variétés; et cependant, ils déclarent qu'ils en laissent de côté un grand nombre. Nous engageons donc les personnes

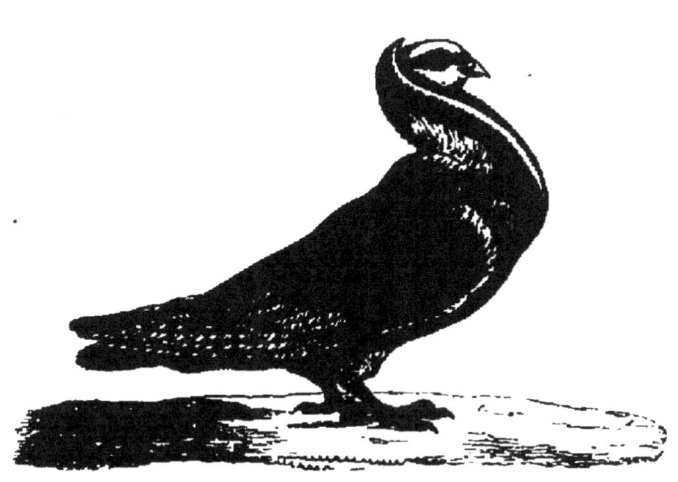

Pigeon nonnain capucin (p. 229).

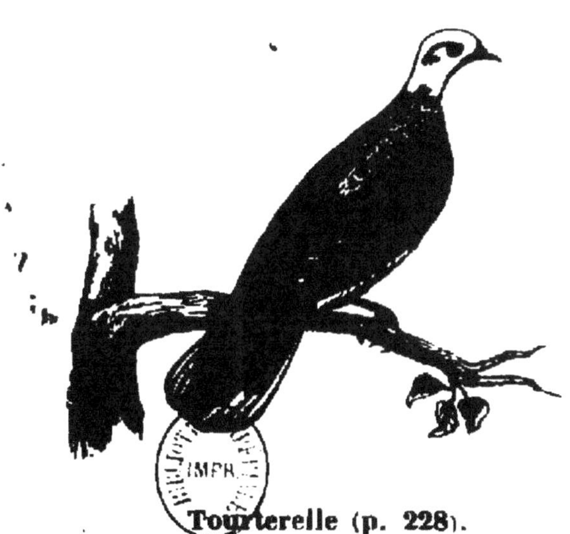

Tourterelle (p. 228).

qui désirent aborder sérieusement l'étude embrouillée des pigeons, à lire les ouvrages spéciaux et notamment le savant travail de Temminck, dont un gros volume est consacré tout entier à l'examen des nombreuses espèces qui composent l'*ordre des pigeons*.

Pour notre compte, de toutes ces races et de toutes ces variétés, nous ne ferons que deux catégories : celle des pigeons domestiques ou de volière, et celle des fuyards ou bisets. Ces derniers, aux ailes longues et pointues, au plumage bleu cendré, ont des mœurs beaucoup plus vagabondes, et coûtent moins à nourrir à leur propriétaire, parce qu'ils vivent une forte partie de l'année dans la campagne aux dépens du public; les pigeons de volière, beaucoup plus gros et plus paisibles, réclament de leur maître une nourriture plus abondante et ne quittent guère la basse-cour, à moins qu'ils ne soient entraînés au dehors par les bisets qu'on a laissés se glisser parmi eux.

140. Les pigeons pondent à six mois, et ils donnent des œufs plus ou moins souvent, selon la race, et selon la nourriture : les fuyards peuvent faire quatre couvées dans le midi de la France, et deux ou trois dans le nord ; les pigeons domestiques, lorsqu'ils sont bien nourris et bien soignés, pondent presque tous les mois. L'incubation dure un peu moins de dix-huit jours, pendant lesquels le mâle et la femelle couvent à tour de rôle, en général celle-ci depuis trois ou quatre heures de l'après-midi jusqu'au lendemain vers dix ou onze heures du matin, et celui-là le reste du temps.

Les petits, qui sont au nombre de deux, ordinairement un mâle et une femelle, n'ont guère besoin de manger pendant les trois ou quatre premiers jours de leur existence. Ce sont les parents qui se chargent de leur nourriture, et on prétend, contrairement du reste à l'opinion de Boitard, que le père apporte la becquée au petit mâle, la mère à la petite femelle. Cette nourriture n'est d'abord qu'une bouillie très-liquide, appropriée à la faiblesse des organes des jeunes oiseaux ; mais, au fur et à mesure qu'ils grandissent, elle acquiert plus de consistance.

Lorsqu'ils sont grands, les pigeons demandent plus ou moins de soins, selon la race à laquelle ils appartiennent : les fuyards ou bisets s'éloignent du colombier, et vont chercher leur nourriture dans les champs ; en conséquence, il n'est nécessaire de leur donner à manger que pendant une partie de l'année. Les pigeons de volière ou domestiques sont sédentaires, et il faut les nourrir en toute saison. Les uns et les autres ont besoin d'un logement spacieux et bien aéré.

Nous allons d'abord nous occuper des fuyards, nous passerons ensuite aux pigeons domestiques.

141. Il n'y a que deux saisons pour peupler le colombier : la première et la meilleure est le mois de mai, parce que ces premiers pigeons se fortifient beaucoup pendant l'été ; la seconde est au mois d'août, parce que les pères et mères peuvent alors les bien nourrir.

Le nombre des pigeons qu'on élève doit être proportionné à la grandeur du colombier : quarante ou cinquante paires de pigeons bien choisis et bien nourris suffisent pour le peupler promptement ; mais il ne faut pas en tirer de pigeonneaux avant qu'il soit bien garni.

Lorsqu'on veut lâcher, pour la première fois, les pigeons, il faut choisir un jour obscur et pluvieux, et ne leur ouvrir le colombier que sur les quatre heures après midi, afin qu'ils ne s'en éloignent pas trop et qu'ils y rentrent ; il est encore mieux de ne leur donner la liberté que lorsqu'ils couvent ou qu'ils ont des petits.

Le meilleur moyen de conserver ses pigeons est de les bien nourrir, de les tenir proprement, et de ne leur point laisser manquer l'eau propre.

142. Il ne faut pas donner à manger à la maison aux pigeons fuyards lorsqu'ils trouvent leur vie dans la campagne ; mais il faut

aussi avoir très-grand soin de les nourrir lorsqu'ils n'y trouvent plus rien : ainsi on doit leur donner à manger depuis la mi-novembre jusqu'à la fin de février, qui est le temps qu'on sème les menus grains, et leur donner de nouveau de la nourriture depuis le commencement d'avril jusqu'à la mi-juin. On les nourrit ordinairement de sarrasin, de vesce et de toutes sortes de grains, même de criblures : il faut donc faire une provision de grains suffisante pour le nombre de pigeons que l'on a. Ils aiment beaucoup l'ivraie, le chènevis, et l'espèce de pois dite *bisaille* ou *pois de pigeon*. Toutes les espèces recherchent le sel et le salpêtre.

Il faut donner à manger aux pigeons près du colombier, dans un endroit uni et tenu proprement ; on les y fait venir en les sifflant pendant qu'on leur jette de la nourriture.

C'est le matin et le soir qu'on leur donne à manger et jamais à midi, parce qu'ils dorment à cette heure. Il ne faut pas les nourrir toujours à la même heure, soit le soir, soit le matin, parce que cela pourrait attirer les pigeons voisins , qui viendraient dérober la nourriture : ainsi on doit la leur donner tantôt plus tôt, tantôt plus tard.

143. Comme il n'y a guère d'animaux qui veuillent être tenus plus proprement que les pigeons , il ne faut pas manquer de nettoyer à fond le colombier quatre fois l'année : la première fois, au commencement de l'hiver; la seconde, après l'hiver, et avant que les pipeons commencent leur ponte ; la troisième fois, après la première volée ; et la quatrième après la seconde volée : il ne faut jamais troubler les pigeons fuyards quand ils couvent.

Il faut avoir attention de remuer et d'enlever le fumier le plus doucement qu'il est possible, de peur que la poussière ne vole en trop grande abondance sur les œufs, ce qui pourrait les gâter; il faut même se presser quand on nettoie le colombier, pour que les œufs qui peuvent être à la couvée ne se refroidissent point. Ce fumier, qu'on appelle *colom-*

bine, est utile dans l'agriculture et pour le jardinage.

Il ne faut pas manquer d'ôter toute la saleté des nids, toutes les fois que l'on y prend les pigeonneaux; il est nécessaire de jeter dehors tous les pigeons morts, parce qu'ils donnent une mauvaise odeur au colombier.

Pour préserver les pigeons des maladies, il est bon de brûler dans le colombier de l'encens, du benjoin ou du storax, du thym, de la lavande ou du romarin, et quelquefois du bois de genièvre : le tout en prenant garde de mettre le feu et d'épouvanter les pigeons.

144. On doit mettre le même nombre de mâles et de femelles dans une volière, pour la peupler : elle doit être, autant qu'il est possible, carrée; il doit y avoir des nids de la même dimension, larges d'un pied, ou des paniers d'osier.

Il faut mettre de la paille dans la volière, pour qu'ils fassent en même temps leurs nids; il faut que la volière ait ses jours du côté du levant et du midi, et qu'elle soit claire. On doit faire accoupler à part les pigeons qu'on veut y mettre, en tenant un mâle et une femelle dans un petit endroit pendant quinze jours, et en les nourrissant avec de l'avoine, de la vesce, du sarrasin, de l'orge, et souvent un peu de chènevis. Les pigeons ne font jamais que deux œufs.

On doit leur donner la mangeaille dans une trémie, d'où le grain tombe peu à peu, à mesure que les pigeons le mangent.

Les pigeons de volière pondent presque tous les mois; mais il faut leur donner souvent du chènevis.

Il faut nettoyer fréquemment la volière et les nids, pour empêcher qu'il ne s'y engendre de la vermine, changer souvent l'eau, et la mettre dans de grands baquets, dont les bords soient élevés de quatre doigts, afin que les pigeons s'y baignent avec facilité.

Les pigeons ne pondent plus après quatre ans, quoiqu'ils puissent vivre au delà de quinze. On reconnaît ceux qui entrent dans leur cinquième année, en leur coupant la moitié d'une des griffes ; on peut continuer ainsi chaque année.

Il faut se défaire des pigeons qui battent les autres.

Pour bien peupler une volière, il ne faut point toucher à la volée du mois de mars, afin d'en multiplier l'espèce : si cette couvée n'est pas suffisante, il faut encore conserver les pigeons qui viennent après.

Quinze paires de pigeons, avec environ le double de pigeonneaux, doivent consommer, par année 7 ou 8 hectolitres de grain : ainsi 50 litres de vesce suffisent pour une paire de pigeons.

145. La question de savoir si les pigeons bisets ou fuyards sont oui ou non avantageux à l'agriculture ne saurait être un instant douteuse : il est vrai que le biset mange les graines qui se perdent sur le sol, il peut même se faire qu'il débarrasse la terre de quelques plantes nuisibles ; mais, ce qui n'est pas moins vrai, c'est qu'il suit le semeur avec effronterie, ramassant le grain qu'on ne ré-

pand pas pour lui, c'est qu'au moment de la récolte des colzas, par exemple, il est un véritable fléau pour le cultivateur. Quelques personnes, voulant réhabiliter le pigeon, ont prétendu qu'il ne mange pas de blé ou que du moins, s'il en consomme quelque peu, ce n'est que du grain de mauvaise qualité. A l'appui de cette opinion, on a invoqué des expériences qui paraissent concluantes. Nous n'avons point vérifié ces expériences, et nous ne nous permettrons pas de les taxer d'inexactitude. Nous dirons seulement qu'il nous est arrivé d'ouvrir des pigeons tués au moment où ils revenaient des champs, et de les trouver complétement gorgés de grains de froment de première qualité. On a également affirmé que le pigeon ne gratte point la terre; et on l'aurait calomnié lorsqu'on a dit qu'il découvre avec ses pattes le grain sur lequel la herse vient de passer, et surtout lorsqu'on a prétendu qu'avec son bec il coupe le germe et détruit la plante. Nous voulons bien croire que le pigeon est innocent de tous ces crimes; malheureusement, en dehors de ces méfaits, nous en savons assez sur son compte pour dire, avec une femme d'esprit très-compétente en la cause, qu'il coûte trois ou quatre fois au public ce qu'il rapporte à son maître.

Mais, si le biset est nuisible à l'agriculture en général, il s'agit de savoir si au moins il est avantageux pour le propriétaire qui le nourrit en grande partie aux dépens de ses voisins. Même dans ce cas, il est permis de penser qu'il vaudrait tout autant le remplacer par le pigeon domestique. Le biset a besoin d'être nourri à domicile pendant la mauvaise saison, et, pour peu qu'on le soigne convenablement, il lui faut une dizaine de litres de grain par an, en échange desquels il produit pour 2 fr. de pigeonneaux. Le pigeon domestique, qui vit avec le reste de la volaille dans une basse-cour de ferme où il n'a besoin que d'une ration supplémentaire, coûtera le double à nourrir; mais il rapportera facilement trois et même quatre fois plus, vu qu'il fait un bien plus grand nombre de couvées, et que ses petits, étant plus gros, ont plus de valeur. D'après les auteurs qui défendent le plus vivement la divagation des pigeons, le pigeon domestique ou de volière donne un produit net trois fois plus considérable que le biset.

146. Les pigeons peuvent s'engraisser de la même manière que la volaille. Les auteurs recommandent le moyen suivant : au moment où les plumes des ailes commencent à pousser, on prend un pigeonneau et on l'enferme à l'obscurité, dans un panier couvert, par exemple; on lui fourre alors dans le bec, matin et soir, des grains de maïs qui ont trempé dans l'eau pendant vingt-quatre heures; et l'on obtient ainsi des pigeons qui valent, pour l'embonpoint, les plus belles volailles du Mans.

DU LAPIN.

147. Le lapin est originaire des contrées méridionales. Il figure au nombre des animaux dont la chair était défendue au peuple juif. Pline nous le représente comme commun en Espagne et en Grèce. Cet animal si fécond, était devenu tellement nombreux aux îles Baléares, que les habitants demandèrent des troupes à l'empereur pour protéger leurs récoltes. Les Espagnols du continent eurent recours dans le même but à un auxiliaire d'un autre genre; ils allèrent en Afrique chercher le furet, ce grand destructeur du lapin.

Il est peu de quadrupèdes qui multiplient autant que le lapin, surtout dans le Midi; et les récoltes n'ont peut-être pas d'ennemi aussi acharné et aussi redoutable.

Bien plus que le pigeon, le lapin devint dans le dernier siècle l'objet des plaintes de l'agriculture : il y a une soixantaine d'années, on ne trouvait pas d'expression assez forte pour déplorer les ravages de ce destructeur des moissons, de ce rongeur infatigable qui souvent ne permettait pas au blé de monter en épi.

Mais, avec l'ancien régime, ont disparu les garennes qui répandaient aux alentours la dévastation ; et le lapin, resserré dans de justes bornes, peut aujourd'hui être considéré par le cultivateur comme un des hôtes les plus agréables de la basse-cour.

Il ne faut pas perdre de vue que le lapin est d'origine méridionale et que, pour réussir en domesticité, il a besoin d'être garanti du froid de nos climats. On l'a vu pulluler en Espagne, parce que le pays est chaud et ne diffère pas sensiblement des parties de l'Afrique d'où il provient ; mais c'est en vain qu'on a tenté de le faire vivre à l'état sauvage dans les garennes du Nord, notamment en Suède et en Norwége.

148. Il y a trois manières d'entretenir le

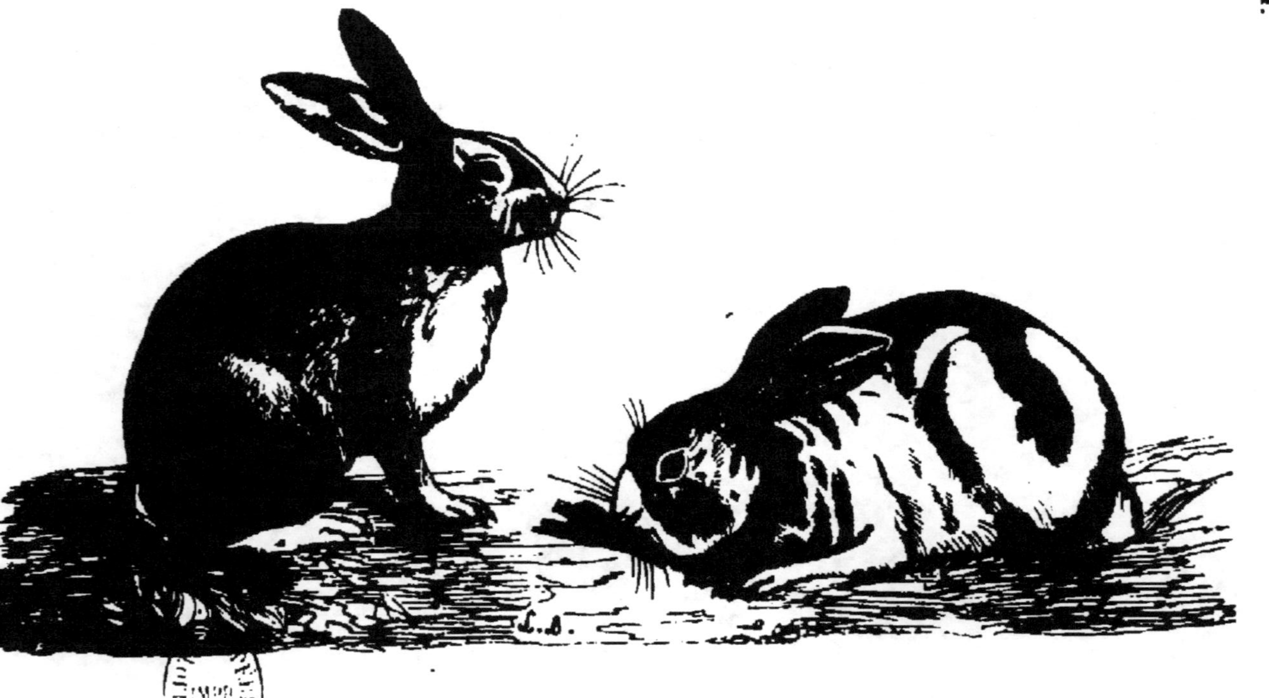

Lapin domestique (p. 246).

lapin : la garenne libre, la garenne forcée et la garenne domestique ou clapier.

La garenne libre constitue pour le chasseur une réserve de gibier fort commode, mais elle a le grave inconvénient de causer des dégâts aux champs qui l'avoisinent.

La garenne forcée ne diffère de la garenne libre, qu'en ce qu'elle est entourée d'une clôture suffisante pour empêcher le lapin de sortir et de porter ses ravages au dehors.

Le clapier est l'endroit de la basse-cour destiné aux lapins, et c'est de lui surtout qu'il va être question. Les lapins de clapier, à moins d'être nourris d'une façon toute particulière, ont un goût moins délicat que les lapins de garenne : ils manquent principalement de ce fumet de venaison, qui caractérise le lapin sauvage et qui en fait le mérite.

149. On rencontre dans les clapiers les trois races suivantes :

Le lapin commun très-connu de tout le monde, et dont le poil gris-fauve prend en domesticité diverses nuances où le blanc joue souvent le rôle principal.

Le lapin riche, abondamment répandu aux Indes orientales et notamment dans le royaume de Siam, remarquable par son poil d'un gris noirâtre argenté, plus doux et plus soyeux que celui du lapin commun. Cette race du Midi dégénère assez promptement sous les climats du Nord.

Le lapin d'Angora, dont le poil long et soyeux est très-employé dans l'industrie. Il passe pour être d'un tempérament délicat, et n'est pas fort estimé pour la table.

Outre ces trois races, les hommes spéciaux distinguent encore un nombre assez considérable de variétés, dont quelques-unes sont très-estimées des amateurs de lapins de fantaisie. Mais, attendu que nous sommes incapable, faute d'observations pratiques et d'études suffisantes, de parler ex-professo des qualités diverses du lapin-bélier, du demi-lope, du lope à cornes, du lope à rames, etc., nous n'entrerons point dans le détail de ces sous-races produites par les éleveurs, soit au moyen de croisements entre les lapins européens et les lapins des Indes orientales , soit à l'aide de soins particuliers apportés dans l'élevage et dans la nourriture.

150. Les lapins , par leur peau et leur chair, doivent occuper une place assez remarquable parmi les animaux qui peuvent donner du profit dans une basse-cour.

On appelle *clapier* ou *garenne domestique* l'endroit de la basse-cour où sont placés les lapins. La forme du *clapier* varie autant que les localités.

Lorsque les lapins sont tenus sèchement , qu'ils sont séparés les uns des autres et qu'ils sont convenablement nourris , ils sont toujours propres à pulluler et les soins sont faciles à leur administrer.

151. La meilleure exposition du clapier est le levant ou le midi : on a soin de le faire entourer de murs et de le couvrir d'un toit qui le garantisse des injures de l'air ; il est nécessaire qu'il soit à l'abri des attaques des

fouines, des chats et des renards, qui son
des ennemis dangereux pour les lapins. Lors
que le clapier n'est pas couvert d'un toit, i
faut en couronner le pourtour avec des ar
doises saillantes à angle aigu, et très-avancée
en dehors. La fondation des murs environ
nants doit s'enfoncer de $1^m,50$ à 2 mètres, et
il faut que le clapier soit pavé ou maçonné à
cette profondeur, afin que les jeunes lapins
puissent fouiller la terre et qu'ils se trouvent
arrêtés par cette barrière insurmontable;
l'expérience ayant prouvé qu'ils fouillent à
l'état d'esclavage comme dans celui de liberté.

Ce sol étant recouvert de terre, il faut y
placer des cabanes pour les mères : ces cabanes doivent être élevées à 18 ou 20 centimètres de terre, et être construites en lattes
serrées ou en planches fortes qui résistent à
la dent des lapins, et laissent entre elles un
libre passage à l'air; leur grandeur doit être
de 75 centimètres à 1 mètre, en tous sens;
le fond doit être plein, soit en plâtre, soit en

planches ; il faut lui ménager une inclinaison douce d'avant en arrière, et quelques trous de distance en distance pour faciliter l'écoulement de l'urine ; leur porte latérale doit s'ouvrir facilement et donner un libre passage à la litière, qu'il faut renouveler de temps en temps ; chacune des cabanes doit être garnie d'un petit râtelier, de la forme de ceux qui sont en usage dans les bergeries ; il sert à recevoir les fourrages verts ou secs qui sont destinés aux lapins, qu'on empêche ainsi de les fouler et de les perdre ; il faut aussi que la cabane soit garnie d'une sébile pour le son et la graine qu'on doit donner particulièrement aux mères nourrices. Les cabanes doivent être assez bien fermées pour que les jeunes lapereaux ne puissent pas sortir à travers les barreaux : souvent ils s'y étranglent et périssent, en voulant passer dans le commun général.

152. Un clapier de 12 à 15 mètres de long et de 4 à 5 mètres de large, peut contenir vingt à vingt-quatre loges, dont deux seront destinées pour les mâles, et deux autres, qui devront être le double des premières, serviront de commun aux jeunes lapins de cinq à six semaines, lorsque leurs forces ne leur permettent pas encore de courir en liberté dans le clapier.

Ce nombre de loges peut être considérablement augmenté, suivant la méthode pratiquée par quelques propriétaires, si on en met plusieurs rangs les uns au-dessus des autres, en observant d'éloigner les inférieures toujours davantage du mur de clôture, afin que les animaux ne soient pas incommodés par l'urine qui coule des cabanes supérieures; mais, dans le commencement de l'établissement surtout, il ne faut pas trop multiplier les mères, parce qu'alors le soin du clapier qui, par son produit, pourrait tenir une place distinguée dans l'éducation des animaux domestiques, deviendrait trop étendu, tandis que la négligence qui suivrait entraînerait le découragement du propriétaire et la ruine du clapier.

On doit conserver dans la garenne un courant d'air continu, au moyen de croisées grillées à claire-voie; cette manière de renouveler l'air, très-nécessaire surtout pendant l'été, est préférable aux fumigations de vinaigre et de plantes aromatiques, qui ont été recommandées, et dont l'usage est au moins inutile avec cette précaution. Il est bon d'ajouter au bâtiment qui renferme les cabanes une galerie extérieure et ouverte, dans laquelle les lapins puissent aller prendre l'air et s'exposer au soleil; ils rentrent ensuite dans le grand commun intérieur, en passant par des trous qui sont ménagés exprès pour servir de communication.

183. La nourriture doit être portée aux lapins tous les jours deux fois, une le matin, et l'autre le soir. Si elle est verte, il faut la bien ressuyer avant de la mettre dans les râteliers ou sur le sol du clapier; cette nourriture doit être principalement composée des débris de tous les légumes du jardin; en observant de donner peu de choux, de sa-

lade, et généralement de toutes les plantes aqueuses et froides : l'herbe mouillée devient funeste.

Les feuilles et racines de carottes, toutes les plantes légumineuses, les feuilles et branches d'arbres de toute espèce, la chicorée sauvage, le persil et la pimprenelle, peuvent former la nourriture des lapins pendant l'été; on garde pour l'hiver les regains, les pommes de terre, les topinambours, les turneps, les betteraves champêtres, le fourrage du blé de Turquie. L'usage du sel leur est aussi avantageux qu'à tous les animaux domestiques; il leur donne de l'appétit et semble contribuer à entretenir leur bonne santé. Le son, les grains de toute espèce et l'avoine, lorsqu'il est facile de s'en procurer, doivent faire aussi partie de leurs repas; ils en mangent avec plaisir, et cette nourriture est utile, surtout aux mères lorsqu'elles allaitent leurs petits. Il est très-bon de varier fréquemment la nourriture des lapins lorsqu'ils sont en état de captivité.

154. On accuse mal à propos ces animaux de consommer une énorme quantité de fourrages ; on a prétendu que dix lapins mangeaient autant qu'une vache ; mais il paraît prouvé qu'il en faudrait au moins cinquante à soixante pour faire une semblable consommation : probablement ceux qui ont fait ce calcul ont compté la surabondance d'herbes qu'ils avaient données , et que les animaux avaient réduites en mauvaise litière.

C'est aussi une erreur de croire qu'il faut leur donner une nourriture plus substantielle à midi : au contraire, on doit les laisser reposer à cette heure, à laquelle ils sont presque toujours endormis ; il faut leur donner la nourriture de très-grand matin, et le soir vers le coucher du soleil : c'est ordinairement la nuit qu'ils mangent avec le plus d'avidité.

155. La qualité de la litière qu'on donne aux lapins domestiques est une des choses les plus essentielles de leur éducation ; le mauvais état de leur litière occasionne la plupart des maladies dont ils peuvent être atteints.

La paille qu'on leur donne doit être sèche et souvent renouvelée. Le changement total de la litière doit avoir lieu toutes les trois semaines, et notamment environ huit jours avant l'époque à laquelle les mères mettent bas, et quinze jours après la naissance des petits. Il est bon, dans l'intervalle des changements, de recouvrir d'un lit de paille fraîche l'ancienne litière. Dès les premiers jours de la naissance des lapereaux, on doit rechercher avec soin si la mère ne les a pas déposés dans l'humidité, ce qui les ferait infailliblement périr : dans ce cas, on les enlève avec précaution, et on les dépose dans l'endroit le plus sec de la cabane.

L'expérience a prouvé que cette opération, faite convenablement, ne nuisait en aucune manière aux petits et n'en dégoûtait pas la mère ; mais il faut user modérément de cette ressource, et tâcher d'éviter l'inconvénient qui oblige d'y avoir recours, en nettoyant les cabanes à des époques fixes, et se mettant en état de ne point les déranger dans les pre-

miers moments : pour cela, il est très-nécessaire de remarquer avec soin les époques
auxquelles les mères ont été mises aux mâles,
afin de pouvoir les changer à temps, et leur
enlever à propos la première portée, qui les
détournerait lorsqu'elles voudraient mettre
bas la seconde.

156. Chaque lapine peut donner six à sept
portées par année : trois semaines après
qu'elles ont mis bas, on doit remettre les
mères aux mâles; il faut les y laisser passer
une nuit. Lorsque l'un et l'autre sont en bon
état, que le mâle n'a pas plus de cinq à six
ans, et la femelle de quatre à cinq, il est rare
que la lapine ne soit pas remplie. Elle revient
ensuite à ses petits, et peut, sans inconvénient, continuer à les nourrir encore une
huitaine de jours.

Quelques mères font périr les jeunes lapereaux : on peut les corriger de ce défaut (qui
provient souvent de la faute de la ménagère)
en leur donnant abondamment la nourriture
qui leur est la plus agréable, en les déran-

geant le moins possible, et en ne les mettant jamais aux mâles que le soir; lorsqu'elles en sortent le matin, elles mangent et dorment, et elles ne maltraitent pas les petits, comme lorsqu'on les fait rentrer le soir dans leurs cabanes.

Il ne faut faire couvrir les femelles qu'à l'âge de six mois. Elles portent trente ou trente et un jours, et leurs portées sont depuis deux ou trois jusqu'à huit et dix petits; il est plus avantageux qu'elles ne soient que de cinq ou six : les lapereaux sont alors plus forts et mieux nourris : aussi quelques cultivateurs enlèvent-ils l'excédant de ce nombre dans les portées trop considérables; cela est bon lorsque les mères sont faibles, et surtout lorsqu'elles ont déjà perdu ou détruit leurs portées antérieures.

157. A l'âge d'un mois, les lapereaux mangent seuls, et leur mère partage avec eux sa nourriture; à six semaines, ils peuvent se passer de mère et entrer dans la grande cabane qui sert de premier commun; à deux

mois et demi, on les lâche dans le clapier avec ceux qui sont destinés à la table. Il faut, avant de les y laisser en liberté, châtrer les mâles, afin qu'ils ne fatiguent pas les femelles, qu'ils ne se battent pas entre eux, et qu'ils deviennent plus gros et plus tendres à manger.

L'opération de la castration pour les lapins est très-simple : elle se pratique en saisissant avec le pouce et les deux premiers doigts de la main gauche l'une des glandes, que le lapin cherche à rentrer intérieurement. Lorsque l'opérateur est parvenu à la saisir, il fend la peau longitudinalement avec un bon instrument tranchant ; il fait sortir ensuite le corps ovale qu'il a saisi ; il l'enlève et le jette ; après en avoir fait autant de l'autre côté, il frotte avec un peu de saindoux la partie amputée, ou bien il fait une ligature avec une aiguillée de fil, ou même encore il laisse agir la nature, qui guérit toujours cette plaie lorsqu'elle a été faite avec quelque adresse. Cette opération les dispose à grossir considérablement et donne du prix à leur peau.

158. Il faut éviter de donner trop d'herbe
verte et succulente aux lapins : un grand
nombre meurt d'indigestion; d'autres sont
attaqués d'une maladie qui est très-commune
chez eux, et qui est occasionnée par un amas
d'eau considérable qui séjourne dans leur
ventre, et qui les fait périr : cette maladie
est appelée communément *dase* ou *gros ventre*.
Dans ce cas, il faut les mettre à la nourriture
sèche, leur donner du regain, de l'orge gril-
lée, des plantes aromatiques, telles que le
thym, la sauge, le serpolet, etc., et leur fournir de l'eau à discrétion. Il faut séparer les
malades de ceux qui se portent bien.

C'est aussi ce qu'il faut pratiquer soigneusement lorsqu'ils sont attaqués d'une espèce
d'étisie, dans laquelle ils deviennent d'une
maigreur extrême, et se couvrent d'une gale
contagieuse, dont il est très-difficile de les
guérir : cette maladie, qui les attaque dans
leur jeunesse, arrête leur croissance, les at-
triste, leur ôte l'appétit; elle les fait enfin
mourir dans de fortes convulsions : si elle

n'est pas arrêtée à temps, elle peut gagner tout le clapier. On l'attribue généralement à l'humidité, qui semble être le plus mortel ennemi des lapins. On croit que la nourriture mouillée occasionne les pustules purulentes dont leur foie est quelquefois entièrement couvert : les remèdes sont à peu près les mêmes pour ces différentes maladies, qu'on ne peut guère reconnaitre qu'à une période très-avancée. Il faut se hâter d'empêcher la propagation de la dernière, en faisant périr les animaux qui en sont attaqués.

Les petits sont aussi sujets à une maladie d'yeux qui les fait périr en peu de temps, et qui les attaque vers la fin de leur allaitement. Cette maladie parait être occasionnée par les exhalaisons putrides de la loge mal soignée : lorsqu'on s'en aperçoit à temps, on peut les sauver en les transportant dans une cabane propre, avec de la paille fraiche; cette maladie est inconnue dans les clapiers bien soignés.

159. Peu de temps avant de prendre les

lapins domestiques, il faut leur faire manger quelques plantes aromatiques, pour leur donner du fumet; on peut aussi mettre dans leur corps, après les avoir vidés, ou dans leur assaisonnement, quelques feuilles de bois de Sainte-Lucie, ou bien frotter l'intérieur de leur ventre et leurs cuisses avec la grosseur d'une noisette environ de feuilles de bois de Sainte-Lucie, de fleurs de mélilot, de thym et de serpolet réduites en poudre et mêlées avec une égale quantité de beurre frais et de lard : ces préparations donnent aux lapins de clapier une saveur qui approche tellement de celle des lapins sauvages, que les connaisseurs les plus exercés y sont trompés.

Les peaux de lapins sont d'une défaite avantageuse et facile, l'hiver surtout.

160. Les lapins vivent six à huit ans dans les garennes domestiques; les mâles perdent une partie de leur vigueur vers l'âge de cinq à six ans; ils peuvent alors être engraissés et servir pour la nourriture : il faut en faire

autant des femelles avant l'âge de cinq ans.

La manière la plus ordinaire de tuer les lapins de clapier est vicieuse ; on leur donne un coup derrière les oreilles, et le sang se fige en abondance dans le cou ; il faudrait les tuer comme les volailles, et les suspendre ensuite par les pattes de derrière : alors tout le sang coule et la chair est très-nette.

161. Lorsqu'on veut garder des lapins pour faire race, on doit avoir constamment les plus beaux individus, sans souffrir de mésalliance, et sans permettre qu'ils s'accouplent avant leur accroissement parfait, c'est-à-dire vers six ou huit mois. Pour renouveler les mères, il convient de préférer les femelles qui sont nées vers le mois de mars ; elles sont alors disposées à prendre le mâle vers le commencement de novembre, et l'on est à même de vendre leur première portée dans le courant de l'hiver. On peut compter sur un produit annuel de deux cents lapereaux dans un clapier composé seulement de

huit mères bien entretenues : alors la dépense d'entretien et de nourriture en son, avoine et menus grains peut être évaluée à 80 fr. Ce résultat, relevé dans un établissement de ce genre, où le propriétaire écrit avec le plus grand soin les recettes et dépenses et pertes de toute espèce, peut déterminer à élever une petite quantité de lapins : cette éducation partielle ne présente ni inconvénient ni difficulté; elle procurera ainsi une nourriture saine et un revenu certain.

162. Des opinions fort différentes se sont produites relativement aux bénéfices que le lapin est capable de donner. Certains auteurs ont écrit qu'une femelle faisait en moyenne plus de cent petits par an, et qu'on était sûr avec cent lapines d'avoir un revenu annuel de près de 20,000 fr.; d'un autre côté, de bons praticiens ont prétendu que dix lapines mangeaient autant qu'une vache, et qu'il était plus coûteux pour le cultivateur d'élever des lapereaux que de les acheter au marché. Il y a exagération dans l'une comme dans l'autre de ces opinions. Si vous entreprenez l'*élevage* des lapins en grand avec l'espoir d'obtenir 100 ou 200 fr. de produit par chaque lapine, vous serez bien vite désillusionnés et découragés. Si vous vous livrez accessoirement à cette industrie, vous en pourrez obtenir des bénéfices modestes, il est vrai, comme tous ceux que procure l'agriculture, mais du moins suffisants pour vous récompenser de vos soins et de vos peines. Les préjugés que certaines personnes ont contre les lapins, sont le résultat de la négligence et de l'incurie.

Pour réussir pleinement dans l'éducation de ces petits animaux, il ne faut négliger aucune des précautions qui ont été indiquées plus haut. Le clapier doit être bien aéré, suffisamment chaud en hiver, et tenu constamment propre et sec. Les animaux d'âge et de sexe différents y doivent avoir leur logement séparé. Pour que des êtres naturellement si timides jouissent du calme et du repos qui leur sont nécessaires, pour que les mères qui allaitent ne soient pas troublées dans le soin de leur petite famille, on veillera à ce qu'il règne partout un calme et un silence absolus. Pour ne pas porter l'épouvante dans le clapier, on fera en sorte qu'il soit toujours visité par la même personne. La nourriture sera convenablement variée selon les saisons et les circonstances. On aura soin de ne jamais passer brusquement du vert au sec, et surtout, on s'abstiendra scrupuleusement de donner des herbes mouillées ou même humides. L'extérieur des lapins fournira du reste des indications pour le régime; tant qu'ils auront l'œil brillant et que leurs crottins formeront des boulettes assez dures, on devra les considérer comme bien portants.

Le choix des reproducteurs aura aussi son importance. Les meilleurs sont ceux qui sont âgés de dix à douze mois, et on peut s'en servir pendant deux ou trois ans. Le mâle doit être vigoureux, leste, frappant du pied la terre avec force, toujours prêt à se battre, l'œil vif, la poitrine large, le poil luisant, bien fourré, et de couleur fauve, sont de très-bons caractères. La femelle aura l'œil vif, la tête effilée, les reins larges, le poil bien lisse et bien luisant; on la réformera aussitôt que ses dents noirciront et que ses ongles s'allongeront un peu trop; on n'attendra même pas que ces signes apparaissent, si l'on s'aperçoit qu'elle est trop grasse, ce qui nuit à sa fécondité.

Pour faciliter l'engraissement des lapereaux, on ne négligera pas de les châtrer : c'est vers l'âge de trois mois qu'il convient de leur faire subir cette opération; on les y prépare par un jeûne d'au moins six heures, et on choisit, autant que possible, un temps doux et clair. Les lapereaux châtrés s'engraisseront avec facilité, et si l'on désire leur communiquer le goût plus estimé des lapins de garenne, il suffira de les nourrir pendant les huit derniers jours avec des carottes, du persil, de la pimprenelle, de l'estragon et autres plantes aromatiques.

Avec ces précautions, et d'autres encore que son intelligence lui suggérera, une ménagère vigilante pourra se livrer avec profit à l'éducation des lapins.

DU LAPIN D'INDE OU COCHON D'INDE.

163. Nous ne devons pas quitter le lapin sans parler d'un petit animal autrefois plus connu des agriculteurs français qu'il ne l'est aujourd'hui. Les savants le classent dans la même division naturelle que le lapin domestique ; nos vieux auteurs le désignent communément sous le nom de *lapin* ou *connin d'Inde* (*cuniculus indicus*), ou bien encore sous celui de *cochon d'Inde*, *de Guinée* ou *de Barbarie* (*porcellus indicus*). Ce dernier nom, sous lequel il est généralement connu, lui vient de ce que le cri qu'il fait entendre

(*coui... coui*) a quelque analogie avec le grognement d'un cochon de lait.

Le cochon d'Inde se rencontre à l'état sauvage dans les plaines de l'Amérique méridionale, où il habite les lieux remplis de ronces
et de broussailles. Il se tient en repos pendant le jour et attend la nuit pour aller à la
recherche de sa nourriture, qui est très-va-
riée. C'est le *cavia cobaya* des Brésiliens, d'où
nos naturalistes ont fait les mots *cabiais* et
cobaye qui leur ont servi à désigner, l'un une
famille, l'autre un genre de l'ordre des ron-
geurs.

Le lapin d'Inde était commun dans l'agriculture du midi de la France, du temps d'Olivier de Serres qui recommande d'en nourrir
quelques douzaines, *afin que rien ne défaille en
la maison. Ils sont*, dit notre vieil auteur, *fort
fertils en génération* et produisent une chair
très-blanche, mais d'une *saveur douceastre,
qu'on corrige en la cuisine par espiceries.*

Le connin d'Inde, comme on disait autrefois en France, est beaucoup plus petit que le

lapin ordinaire : il est de couleur variable et souvent mélangée de blanc , de roux et de noir. Il vit d'herbes, de fruits, de racines, de son , de pain , etc. Il n'est du reste pas difficile sur la nourriture , étant toujours prêt à manger, à n'importe quelle heure du jour et de la nuit ; aussi s'engraisse-t-il très-facilement. Un mâle suffit à vingt-cinq ou trente femelles. Selon l'un des savants annotateurs d'Olivier de Serres, la gestation dure trois semaines, et chaque portée se compose de sept ou huit petits que la mère allaite pendant une quinzaine de jours; toutefois, certains naturalistes ont prétendu, mais à tort, que la femelle du cochon d'Inde porte plus de deux mois et qu'elle donne à teter pendant environ trois semaines.

On nourrit ces petits animaux dans des clapiers, comme les lapins ordinaires ; mais, pour réussir, il ne faut pas perdre de vue qu'ils craignent beaucoup le froid et l'humidité. Aussi suppose-t-on qu'ils ont été abandonnés par nos agriculteurs, à la suite de quelque hiver rigoureux, tel que celui de 1709 qui en fit périr un très-grand nombre. On les aura alors remplacés par des lapins ordinaires, qui sont beaucoup plus *rustiques* et plus avantageux sous d'autres rapports. Le fait est qu'aujourd'hui, on n'élève plus guère de cochons d'Inde que pour amuser les enfants.

DES VACHES.

164. Le laitage a tout naturellement dû occuper la place la plus importante dans l'alimentation des premières sociétés humaines. Dans la vie pastorale et nomade, qui fut le premier degré de la civilisation, les hommes n'avaient pas en effet de nourriture plus saine, ni de provision plus commode à transporter, que ce produit de leurs troupeaux sans cesse renaissant et toujours à leur disposition partout où un peu d'herbe s'offrait à la dent des animaux. Nous voyons dans la Bible de quelle importance étaient le lait et ses transformations chez les patriarches. Passant du livre sacré aux auteurs profanes, nous rencontrons dans l'*Odyssée* d'Homère maintes peintures de la vie champêtre, où figurent les travaux de la laiterie : Ulysse trouve dans la caverne des cyclopes les rayons ployant sous le poids

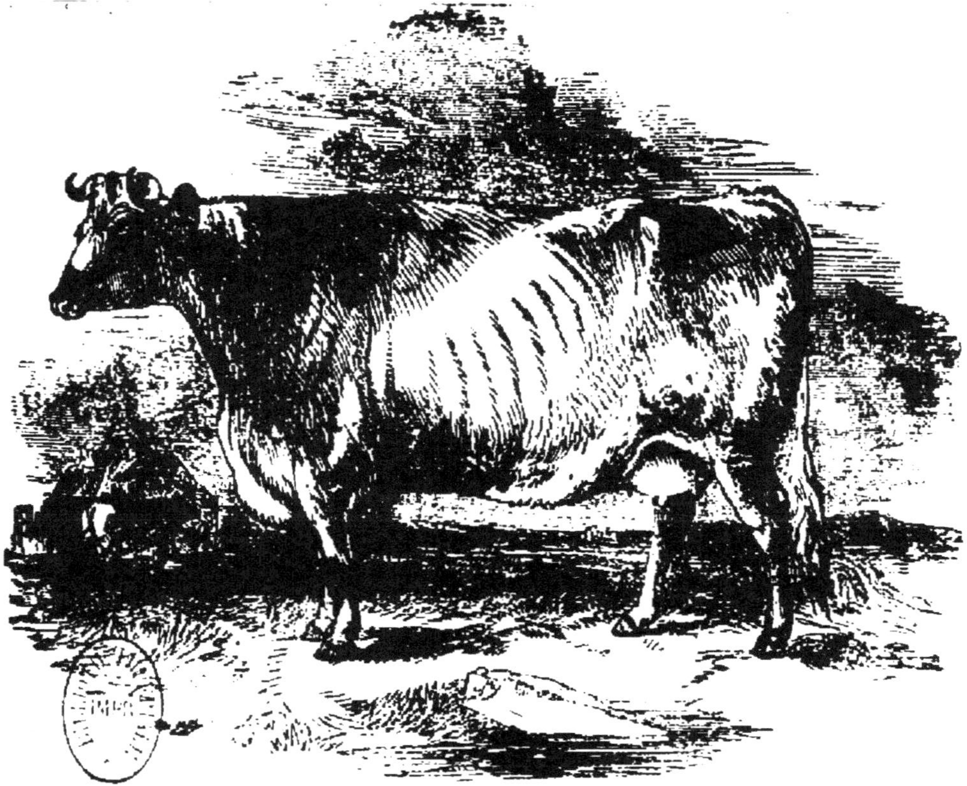

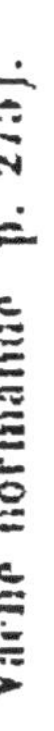

Vache normande (p. 275).

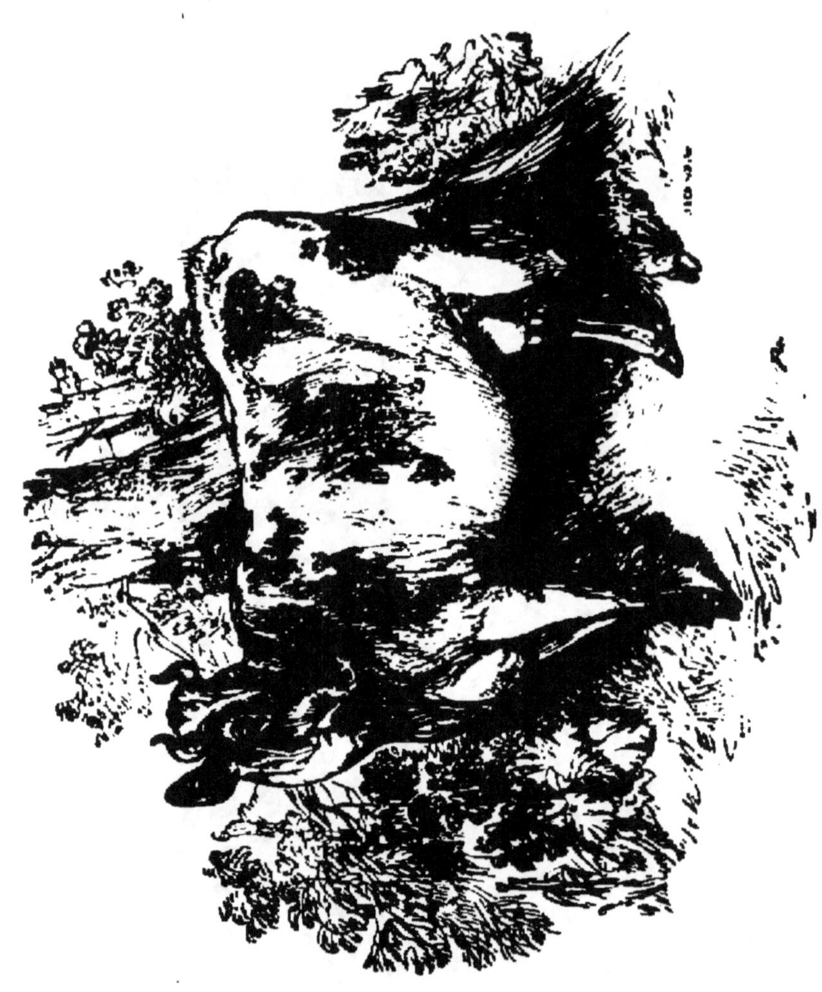

Vache bretonne (p. 275).

des fromages, et les éclisses d'osier où s'égoutte le lait caillé des chèvres et des brebis.

Mais, en étudiant les classiques anciens, nous remarquons un fait digne de fixer notre attention : il y est question bien des fois du lait et du fromage, et nulle part le beurre n'est représenté comme un aliment usuel. Si quelques auteurs du siècle de Périclès, tels qu'Hippocrate et Hérodote, parlent du beurre, ils ne le mentionnent que comme une substance curieuse en usage chez les barbares du Nord. Dioscoride, médecin grec contemporain de l'ère chrétienne, est peut-être le premier écrivain qui conseille à ses concitoyens l'emploi du beurre. Ce que nous disons des Grecs s'applique également aux Romains : on trouve dans les auteurs latins la description des procédés de fabrication du fromage, mais la confection du beurre n'y figure point; ce fut seulement à la suite des expéditions en Gaule et en Germanie, que les Romains firent connaissance avec cet aliment des barbares.

On s'étonne au premier abord de voir qu'un aussi important produit de la laiterie soit resté presque inconnu des peuples les plus civilisés de l'antiquité, dans un temps où il était commun chez ceux qu'ils traitaient de sauvages. Mais, cet étonnement cesse bientôt pour quiconque va au fond des choses : les Grecs et les Romains possédant l'huile des oliviers, pour assaisonner leurs mets, n'avaient point appris de la nécessité, cette grande institutrice du genre humain, l'art pourtant si simple de séparer du lait la matière grasse qu'il renferme; il n'en était pas de même des barbares du Nord. Cette distinction entre le Nord et le Midi est tellement dans la nature des choses, qu'elle existe encore aujourd'hui, malgré les fréquentes communications qui tendent à établir l'uniformité dans les habitudes de toutes les nations modernes : bien que l'usage du beurre soit actuellement répandu dans tous les pays civilisés, c'est encore l'huile d'olive qui joue le principal rôle dans la cuisine des méridionaux ; dans la cuisine du Nord , c'est au contraire le beurre qui règne exclusivement.

Soit en nature, soit sous forme de beurre ou de fromage , soit même sous forme de liqueur fermentée et enivrante, le lait est partout un objet très-important de consommation. On trouve cependant sur le globe quelques peuples qui négligent cet excellent moyen d'alimentation : les Chinois font à peine usage du lait pour leur nourriture ; et si du continent asiatique on passe dans les îles innombrables de l'océan Indien , on y voit de misérables peuplades auxquelles un aliment aussi salutaire est inconnu. Cette ignorance barbare se rencontre aussi chez les Peaux Rouges d'Amérique.

Mais en revanche, les populations des États civilisés font une ample consommation de tous les produits de la laiterie , qui sont devenus pour elles des objets de première nécessité. Qu'on se figure un peu l'effet que produirait sur les Parisiens le manque de lait pour leur café du matin ; qu'on se représente la mine d'une bourgeoise de Londres obligée de servir son thé à l'eau, et de ne plus garnir sa table au dessert de l'indispensable morceau de fromage.

165. Nous ne traiterons point ici de l'entretien des vaches à lait sur une grande échelle : c'est une industrie à part, lucrative seulement dans des circonstances exceptionnelles, par exemple dans le voisinage d'une grande ville qui procure une vente avantageuse du lait en nature. Nous resterons dans les conditions ordinaires, et nous considérerons les vaches à lait comme un des accessoires de la ferme.

Dans toute exploitation agricole, il convient d'avoir un certain nombre de vaches à lait, tant pour les besoins du ménage que pour faire du beurre et du fromage dont on tire parti en le vendant. Ces animaux existent en quelque sorte en dehors du bétail ordinaire ; ils appartiennent à la basse-cour proprement dite, c'est-à-dire à cette partie de la ferme qui rentre plus spécialement dans les attributions de la ménagère.

Le produit des vaches laitières est important, lorsqu'elles ont été bien choisies, et lorsqu'elles sont convenablement soignées. Un certain nombre de races se recommandent au cultivateur. Son choix pourra se faire entre les suivantes : hollandaise ou flamande, normande, bretonne, auvergnate, anglaise des îles de la Manche (autrement dite *alderney*), écossaise du comté d'Ayr, suisse de Fribourg ou de Schwitz.

Lorsqu'une étable sera garnie de bêtes d'une bonne race, il suffira d'un peu d'intelligence et d'attention pour conserver cette race pure, et même pour l'améliorer. Autant que possible, on ne fera pas emplir les vaches avant l'âge de deux ou trois ans. Comme les qualités laitières sont héréditaires, on ne se servira jamais que d'un taureau issu d'une bonne souche. De temps en temps, on achètera au dehors un reproducteur d'élite afin d'augmenter par cette introduction d'un sang nouveau la production du lait, que des alliances trop répétées entre animaux de la même famille ne tarderaient pas à faire diminuer. On engraissera, pour les vendre au boucher, les mâles dont on n'aura pas besoin , et même celles des femelles qui annonceraient de mauvaises dispositions.

On ne devra jamais perdre de vue que les bonnes laitières seules peuvent procurer de beaux bénéfices. Une vache qui donne 6 litres de lait coûte presque autant à nourrir que celle qui en donne 15 ou 20. Avec peu de vaches comme la dernière, vous gagnerez de l'argent ; plus vous en aurez comme la première, plus vite vous vous ruinerez. Un bon choix d'animaux est donc une condition essentielle pour réussir ; et pour faire ce choix, il faut du tact et de l'habitude. Les auteurs contiennent à cet égard des conseils qu'on consultera avec fruit : on aura notamment recours aux indications fournies par la méthode de Guénon, et à d'autres remarques que l'expérience a vérifiées.

C'est un grand point que les vaches aient été bien choisies et qu'elles soient convenablement nourries ; mais cela ne suffit pas encore pour réaliser des bénéfices : il faut de plus qu'elles soient traites par une personne soigneuse et d'un caractère doux. Il arrive souvent que la meilleure laitière du monde ne donne presque pas, parce qu'elle a été brutalisée. Plus souvent encore, le lait d'une bonne vache tarit bien avant le temps, parce qu'une fille de basse-cour paresseuse a négligé plusieurs fois de suite de la traire à fond. Il y a deux avantages à épuiser le pis d'une vache jusqu'à la dernière goutte : d'abord, on obtient du lait de qualité supérieure ; et puis, on est certain que la quantité en sera plus grande les jours suivants.

166. Les *veaux* femelles s'appellent *génisses* jusqu'à l'âge de deux ans : quand elles ont vêlé, on les nomme *vaches*.

Les vaches *bréhaignes* sont celles qui se trouvent stériles, soit naturellement, soit par suite d'une opération artificielle. On assure que dans le cas où la vache produit deux veaux dont l'un est mâle, il arrive toujours que la femelle ou la génisse venue en même temps est frappée de stérilité ; tandis que deux veaux mâles ou deux génisses de la même portée sont toujours propres à la génération. Quand on se décide à mettre la génisse hors d'état de multiplier son espèce, on a pour but de l'engraisser avec plus de succès, ou d'en rendre la chair plus succulente.

Une vache très-féconde et qui donne beaucoup de lait se reconnaît à la tête plus effilée, à un cou délicat, aux épaules larges et aux jambes courtes. En général, dans la petite espèce, les vaches noires sont les meilleures.

167. On fait saillir les vaches quand elles ont deux ans et demi : à cette époque, elles sautent sur tout ce qui se présente et on les entend beugler sans cesse. Une heure avant de conduire la vache au taureau, elle avalera une quarte de bière des plus fortes, ou, à défaut de bière, une ou deux chopines d'eau-

de-vie. Autant qu'il est possible, on fait saillir les vaches au temps convenable pour qu'elles puissent vêler vers le mois d'avril ou de mai, époque où les fourrages sont plus abondants et où les pâturages sont de meilleure qualité.

On coupe les jeunes taureaux lorsqu'ils sont âgés d'environ un an : après cette opération, ils sont ordinairement vendus, pour être élevés et engraissés dans les distilleries et dans les gras pâturages.

Le taureau est employé à féconder les vaches depuis l'âge de vingt mois jusqu'à trois ans et demi : après cette époque, on l'engraisse et on le vend aux bouchers.

168. Les vaches portent neuf mois, une fois chaque année jusqu'à l'âge de dix ans.

Six semaines avant qu'elles soient près de vêler, on leur donne du son, de la luzerne et du sainfoin en plus grande abondance, et surtout on cesse de les traire. Quand elles sont sur le point de vêler, on leur fait une bonne litière.

Dès que le veau est né, on lui jette sur le corps une poignée de sel et de miettes de pain, afin que la vache se mette à le nettoyer en le léchant. Il ne faut pas négliger de jeter l'arrière-faix.

On continue de nourrir la vache avec de bon fourrage, et, de temps en temps, un peu d'avoine.

169. Il faut faire avaler au jeune veau un jaune d'œuf cru, et le laisser auprès de sa mère, afin qu'il tette autant qu'il veut. Après ce temps, on l'attache à l'écart, et on ne lui permet plus de teter qu'à certaines heures.

Il est des veaux qui ne prendraient point le trayon si on ne les approchait pas et si on ne le leur mettait pas dans la bouche. Cette opération doit se faire doucement et avec patience.

On ne doit point frustrer le veau du premier lait; il faut le faire teter dès qu'il pourra, et ne point traire la vache auparavant. La méthode de traire la vache avant que le veau l'ait tetée est une des causes qui empêchent quelquefois le veau de fienter et qui le font mourir.

Le froid est contraire aux veaux, il est prudent de les en garantir d'abord; il ne faut pas néanmoins les tenir enfermés dans des étables trop chaudes et trop fermées.

Le sevrage ne doit s'opérer qu'au bout de deux mois, six semaines au plus tôt pour les veaux qu'on se propose d'élever. Le lait pour ceux-ci ne peut être suppléé par aucune autre nourriture, et si celui de la mère n'est pas assez abondant, il faut leur faire teter une seconde vache, ou les accoutumer à boire du lait au seau. On peut sevrer plus tôt ceux qu'on destine à la boucherie. On doit choisir de préférence, pour élever, ceux qui sont nés au sortir de l'hiver.

Il ne faut pas sevrer les veaux tout à coup, mais peu à peu; et lorsqu'on les a définitivement sevrés, on doit, outre la nourriture qu'ils commencent à prendre depuis un certain temps, leur donner encore du lait coupé avec deux tiers d'eau, ou bien l'on fait bouillir et crever de l'orge , qu'on leur présente avec l'eau dans laquelle·elle a cuit. De quelque manière qu'on les élève, il est important de leur fournir une nourriture saine et très-abondante , de leur en donner peu à la fois et très-souvent ; on doit aussi les faire sortir aussitôt qu'ils peuvent suivre la mère.

170. Les veaux ont quelquefois la mauvaise habitude de se teter, c'est-à-dire de sucer quelqu'une des parties de leur corps ou de celui de leur voisin , ce qui les fait dépérir ; pour éviter cet inconvénient, on les tient séparés les uns des autres. En se léchant, ils avalent beaucoup de poils, ce qui leur fait entrer des pelotes dans les intestins, les fait maigrir , et leur donne même la mort. Cela tient souvent à ce qu'ils sont tenus malproprement et encore à ce qu'ils sont mal nourris ; il faut y remédier par une pierre de sel qu'on se procure et qu'on leur donne à lécher de temps en temps.

Ils sont très-exposés au dévoiement ou flux dyssentérique , qui en fait périr beaucoup lorsqu'on n'y remédie point. On arrête les mauvais effets de cette maladie en leur donnant plusieurs fois par jour, jusqu'à guérison, des œufs avec leurs coquilles, écrasés et délayés dans le lait qu'on leur fait boire, et en leur donnant quelques lavements émollients.

Une once d'un électuaire de diascordium, donnée le matin pendant quelques jours, suffit aussi pour remédier à cette diarrhée ; mais si les matières étaient entièrement fétides, il faudrait délayer le diascordium dans une verrée d'infusion de fleurs de sureau. Si le veau a déjà dépéri, il n'y a plus guère de ressource.

D'autres veaux, dès les premiers jours de leur naissance, ne peuvent pas fienter ; pour remédier à cette constipation, il faut introduire un doigt bien graissé ou huilé dans le fondement, en tirer doucement et peu à peu les excréments qui y sont amassés, et donner un ou deux lavements d'une infusion de mauve et de camomille, dans lesquels on aura mis quelques cuillerées d'huile douce.

Cet accident a rarement lieu quand on laisse le veau teter le premier lait de la mère. Quelquefois il est dû à ce que l'ouverture de l'anus est bouchée par une fausse membrane. On ouvre facilement l'anus avec un bistouri ou un canif; mais, dans ce cas, il est plus sûr d'avoir recours au vétérinaire.

Huit jours après qu'elles ont vêlé, on mène paitre les vaches. On les envoie de nouveau au taureau cinq ou six semaines plus tard : il vaut mieux attendre la fin du second mois.

171. Les veaux que l'on veut engraisser ne doivent être nourris que de lait frais; on leur en donne trois fois par jour, savoir : dans les premiers jours 1 litre chaque fois, et en augmentant chaque jour cette quantité, de manière qu'après sept ou huit semaines le veau finisse par en avoir de 18 à 24 litres par jour. Ce lait doit être écrémé et délayé d'un peu d'eau chaude les premiers jours : plus tard, on y ajoute quelques œufs.

Le veau qu'on engraisse doit être tenu enfermé dans une loge très-étroite, de manière qu'il ne puisse pas remuer beaucoup.

172. Le meilleur temps pour engraisser les bestiaux est depuis le mois de novembre jusqu'au mois de mai, parce qu'en hiver ils mangent avec plus d'avidité; ils sont moins sensibles aux grands froids qu'aux trop fortes chaleurs, et ils se tiennent plus tranquilles à l'étable, n'étant pas tourmentés par les mouches.

On commence à les engraisser à l'âge de seize, dix-huit ou vingt-quatre mois; mais, dans tous les cas, on s'empresse d'engraisser pour la vente les vaches stériles et celles qui donnent peu de lait.

Chaque tête de bétail à l'engrais consomme journellement, à dater de septembre, trois paniers de navets (trois quarts d'hectolitre), qui sont le produit de 23 centiares de terre. On ajoute à ces navets, avec leurs feuilles, une quantité de carottes et de pommes de terre ou de panais, et l'on coupe le tout; on y mêle un demi-panier de drêche de brasserie, ou des tourteaux de graine de lin.

Les vaches qui mangent de la drêche produisent beaucoup de lait de bonne qualité. La farine de lin les engraisse davantage.

On donne aussi un peu de menue paille de seigle ou de froment, ou les capsules du colza, en hiver, deux ou trois fois par jour, après qu'on les a fait bouillir; ou bien on se contente de verser de l'eau bouillante sur ce mélange. Cela s'appelle, en Flandre, *faire le brassin*.

Dans les intervalles, en hiver, on donne du foin, de la paille, et du foin de trèfle ou de la paille d'orge bien battue, le tout haché très-menu; on donne aussi quelquefois un ou deux seaux de boisson chaude, dans laquelle on mêle une pâtée composée de deux tiers d'orge ou d'avoine concassée, et un tiers de farine de sarrasin, féveroles ou pois; à défaut de ce mélange, on y met du son. Il est bon de donner aux vaches le résidu de distilleries d'eau-de-vie de grain, tant qu'elles en veulent boire. C'est un usage suivi généralement dans la Hollande et en Flandre, et on s'en trouve bien.

On continue ainsi jusqu'au mois de mai, époque où le bétail est mis au vert, ou qu'on lui donne du jeune trèfle, avec précaution, pour ne pas l'exposer à gonfler et à périr.

173. Pour se procurer beaucoup de fumier, il faut que l'étable soit jonchée de paille de seigle ou d'avoine, à raison de 4 à 5 kilogrammes par bête et par jour.

Il faut que les vaches dans l'étable soient bien séparées, parce qu'il y en a qui sont très-gourmandes, et qui se jettent sur la portion de fourrage destinée aux autres, à qui d'ailleurs elles donneraient des coups de cornes, si on ne les en empêchait en les isolant.

174. Il vaut mieux traire les vaches à l'étable qu'au pâturage.

Une vache, nourrie comme on vient de le dire, peut donner jusqu'à 15 et 18 litres de lait par jour, sauf les deux ou trois mois de l'année, qu'elle passe ordinairement sans fournir de lait, ou en ne donnant que 2 ou

3 litres par jour. Dans les bons temps, on peut les traire deux ou trois fois par jour. 10 à 12 litres de bon lait produisent environ 1/2 kilogramme de beurre. Le lait battu se consomme dans le ménage des cultivateurs.

Quelle que soit l'espèce de baratte dont on se sert, on verse un dixième d'eau chaude dans le lait, surtout en hiver.

DES COCHONS.

175. Quoique proscrit par la loi reli-
gieuse de certains peuples, tels que les Égyptiens et les Juifs, le porc a occupé une place
importante dans l'agriculture des anciens :
nous apprenons dans Homère que les troupeaux de cochons formaient une partie no-
table de la richesse des rois pasteurs et guer-
riers de la vieille Grèce des temps héroïques;
et plus tard, dans une période beaucoup plus
certaine de l'histoire ancienne, nous voyons
figurer avec honneur sur la table somptueuse
des Romains de la décadence, un porc tout
entier assaisonné avec les substances les plus
recherchées, arrosé des vins les plus exquis.
Ce chef-d'œuvre de l'art culinaire antique
portait le nom de *porcus trojanus* (cochon
troyen) parce que, à l'imitation du cheval
astucieusement introduit dans la ville de

Troie pour la surprendre, il était bourré de grives, d'huîtres, de rossignols et d'autres oiseaux en renom.

Pendant tout le moyen âge, et dans les temps modernes jusqu'à l'époque où les progrès de l'agriculture ont permis d'engraisser le bœuf et le mouton aussi bien l'hiver que l'été, le porc a joué le rôle le plus important comme animal de boucherie. On l'engraissait à l'arrière-saison, avec les glands des vastes forêts qui couvraient alors une forte partie de notre territoire ; et sa chair venait remplacer fort à propos celle des animaux purement herbivores qui, n'ayant pour l'hiver ni les racines ni les foins secs que le cultivateur du XIXe siècle leur réserve en abondance, trouvaient à peine de quoi vivre aussitôt que les premiers froids d'automne les avaient privés de l'herbe des champs. Aussi, c'est le cochon qui figure en première ligne dans le saloir de nos pères ; le lard et le salé sont les mets de luxe qui leur sont les plus familiers.

Aujourd'hui encore, le cochon occupe une

place très-importante dans l'économie domestique et dans l'agriculture de plusieurs contrées : il est fort commun, fort estimé, et en même temps entouré des plus grands soins, en Chine; il est l'auxiliaire le plus utile des colons défricheurs qui vont former des établissements agricoles dans les vastes forêts de l'Amérique. Dans les pays à agriculture très-avancée, l'importance relative du cochon a nécessairement diminué, en présence de l'extension indéfinie que prennent le bœuf et le mouton, par suite de l'accroissement continu de la culture des racines et des plantes fourragères.

176. Le porc ne doit pas figurer en première ligne dans notre agriculture, mais il n'y doit pas non plus être complétement négligé. C'est au praticien à déterminer, d'après les circonstances locales, la quantité de truies qu'il doit entretenir, ainsi que le nombre de pourceaux qu'il lui convient de mettre à l'engrais.

Même dans les fermes où l'on croira utile

de ne donner que très-peu d'extension à l'*élevage* des porcs, il sera toujours avantageux d'avoir quelques-uns de ces animaux, pour mettre à profit les débris de cuisine et les autres substances qui sans cela risqueraient d'être perdues. Considéré sous ce point de vue, le cochon devient un accessoire; il appartient à la basse-cour proprement dite, et comme tel, il rentre dans notre sujet.

177. Le cochon domestique peut être considéré comme un animal omnivore. Il a quarante-quatre dents, dont douze incisives, vingt-huit molaires et quatre canines. Il vit quinze ou vingt ans. La femelle doit faire chaque année deux portées de douze ou quinze petits ; la durée de la gestation est de quatre à cinq mois. Le mâle porte le nom de *verrat*, la femelle celui de *truie ;* les jeunes s'appellent *cochonnets* tant qu'ils tettent et ensuite *pourceaux* ou *gorets*. La couleur du cochon varie : en règle générale, les races originaires des contrées méridionales sont noires, et celles du Nord sont blanches.

Parmi les races les plus recommandables il faut citer : le cochon chinois, qui a servi aux Anglais pour améliorer par des croisements leurs races indigènes ; le cochon anglais du comté de Berks, parent du chinois ; les cochons français de la race augeronne et de la race craonnaise ; le cochon napolitain, qui est noir, etc.

L'*élevage* du cochon n'est pas bien difficile. Il est fort aisé de faire emplir la truie qui est en chaleur toute l'année. Mais aussitôt pleine, il faut la séparer du verrat qui la maltraiterait ; il faut surtout l'en éloigner au moment de mettre bas, parce qu'il pourrait tuer les petits pour les dévorer. La truie elle-même a besoin d'être bien nourrie pour qu'il ne lui prenne pas envie de manger sa propre famille.

178. Quoique le cochon soit regardé comme ne méritant aucun soin de propreté, on fera bien de changer la litière qu'on lui donne, et de nettoyer son toit. Ces soins contribuent plus qu'on ne pense à sa santé et à son engrais.

Les cochons s'accommodent de tout pour leur nourriture ; cependant le gland est celle qu'ils préfèrent, ainsi que la faine et la châtaigne : on doit faire provision de ces fruits pour l'hiver. On les nourrit aussi des fruits que les vents ont abattus, de ceux qui sont pourris, de choux, de raves, de navets et autres légumes, de lavures de cuisine, de son dans un peu d'eau tiède : en leur donnant un peu de grain, ils en sont meilleurs. On doit avoir grand soin de les faire boire; car la soif les amaigrit.

On engraisse les cochons en leur donnant des choux bouillis ou des raves auxquelles on a mêlé du petit-lait. Quand on veut finir de les engraisser tout à fait, on ne les laisse point sortir de leur toit, où on leur donne, soir et matin, de l'eau dans laquelle on a fait bouillir un peu de son très-épais ou du petit-lait; lorsqu'il est refroidi, on y mêle un picotin d'orge bouillie ; huit jours après, du son bouilli bien épais. Les cochons ainsi nourris deviennent très-gros et très-gras au bout de

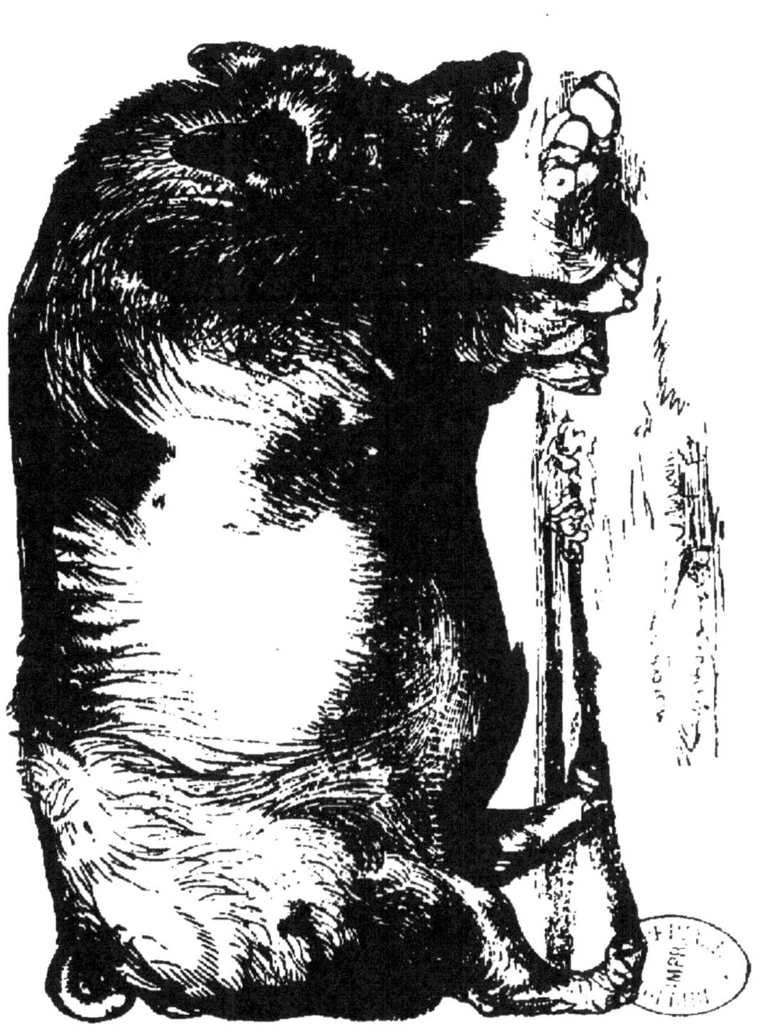

Cochon de race normande.

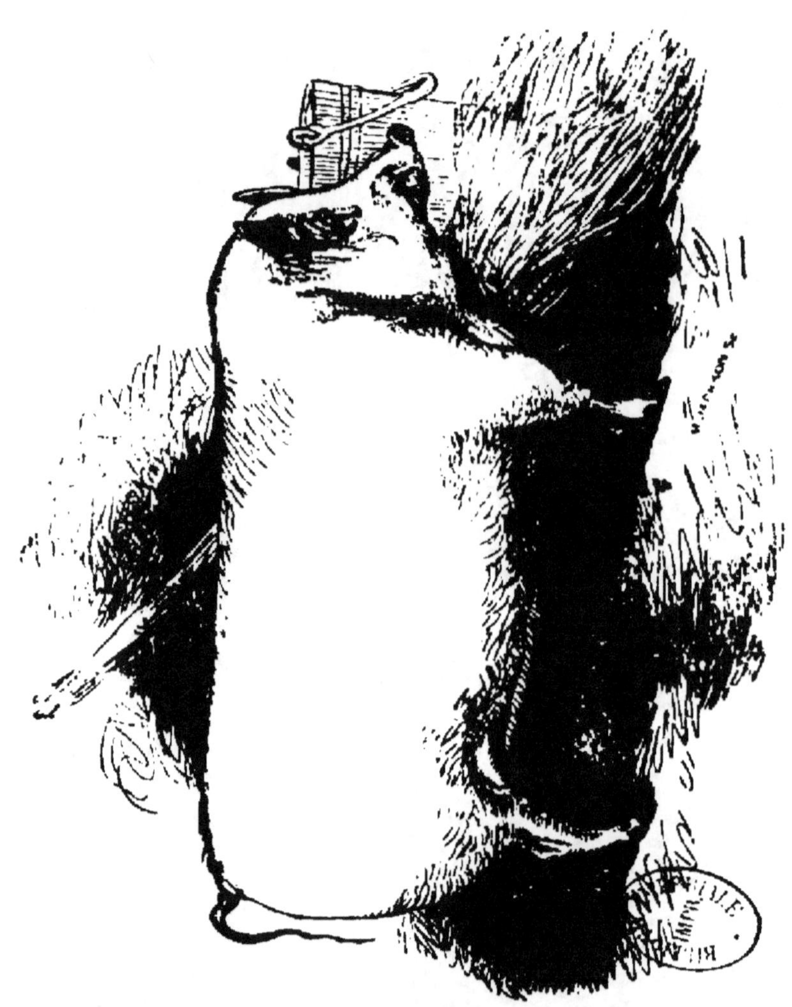

Cochon de race chinoise.

deux mois, surtout quand on les tient proprement.

179. Les cochons sont sujets à des maladies.

1° La ladrerie ou lèpre, ce que l'on connaît à leur air lourd et pesant; leur langue et
leur gorge sont chargées de petites pustules;
la racine des soies est sanglante.

Remède. Il faut les séparer des autres, et
donner au cochon malade de bonne paille
fraîche, le saigner sous la queue, le baigner
souvent en eau claire, et le nourrir de son
mêlé avec du marc de vin.

Autre remède. Lorsque les petites pustules
noirâtres de ladrerie sont bien formées sur
la langue du cochon ou que cette maladie se
manifeste par l'enrouement de l'animal, pul-
vérisez de l'antimoine cru, mêlez-le avec un
peu de farine d'orge; répandez-en sur la langue du cochon, et réitérez plusieurs fois la
semaine.

2° Le catarrhe ou enflure des glandes du
cou.

Remède. Saignez sous la langue le cochon attaqué de cette maladie ; que l'endroit où est le mal soit frotté avec de la farine de froment mêlée avec du sel ; frottez-le rudement à contre-poil avec de l'eau de lessive, et baignez-le en eau claire.

CONCLUSION.

180. On a cherché à réunir dans ce petit ouvrage les notions les plus essentielles sur les animaux de basse-cour. Il s'agit maintenant de savoir si ces renseignements sur la distinction des races, sur l'élevage et sur l'entretien de chaque espèce ainsi que sur les produits qu'elle est susceptible de donner, s'adressent au cultivateur de profession exploitant une terre pour se procurer le plus de bénéfices possible, ou bien au simple amateur qui cherche tout autant la distraction et la satisfaction de ses goûts qu'un profit pécuniaire. Il s'agit en un mot de savoir si, dans une ferme, la basse-cour proprement dite est ou n'est pas susceptible de donner un produit net satisfaisant.

Les hommes spéciaux sont sur ce point dans le plus complet désaccord. Consultez certains auteurs, et vous trouverez chez l'un qu'on gagne près de 20,000 fr. avec une centaine de lapines, chez d'autres, que l'éducation des poules, des pigeons, des dindons, etc., est également capable de donner de magnifiques résultats pécuniaires. Adressez-vous au contraire aux cultivateurs praticiens, et beaucoup vous diront qu'on ne saurait trouver de plus triste spéculation que l'entretien de ces divers animaux, et que dans une ferme, il n'y a rien de moins lucratif que la basse-cour.

Il faut avouer que si l'on était obligé d'adopter en bloc l'une de ces deux opinions extrêmes, on devrait par prudence se ranger du côté de la seconde. Mais, en interrogeant avec un certain soin les partisans de l'une et de l'autre, on s'aperçoit que chacun de leur côté ils tombent dans l'exagération. Les premiers supposent que les animaux sur lesquels ils opéreront, seront tous de qualité supérieure, qu'ils ne mourront jamais de maladie et n'éprouveront pas de sérieux accidents, qu'ils donneront le maximum de produits et que ces produits se vendront toujours au plus haut prix ; ils posent leurs chiffres sur ces données, et ils arrivent à de magnifiques résultats. Les seconds mettent au contraire le tout au plus mal, et leur pessimisme, tout aussi peu raisonnable que l'optimisme de leurs adversaires, les conduit tout naturellement à une conclusion diamétralement opposée.

Là, comme dans beaucoup de questions pratiques, la vérité se trouve modestement placée entre les systèmes extrêmes. La basse-cour est réellement un des accessoires les plus importants et les plus avantageux de l'exploitation agricole ; mais, de tous les départements de la ferme, c'est peut-être celui où les connaissances pratiques, l'ordre, l'économie, les soins attentifs et minutieux, sont le plus indispensables. C'est ce que nous allons essayer de démontrer par l'exemple.

Supposons une exploitation agricole de 100 hectares. La basse-cour devra contenir : une centaine de poules pondeuses, avec un nombre de coqs suffisant pour stimuler la ponte et faire des élèves si on le juge convenable; puis, quelques paires de pigeons domestiques ou de volière; et, selon les circonstances, une quantité plus ou moins grande, soit de dindons, soit d'oies, de canards, etc.; le tout formant environ deux cents têtes de volaille. En outre, on pourra entretenir des lapins, tant pour l'usage de la famille que pour la vente. On aura une bonne demi-douzaine de vaches à lait, deux ou trois truies et quelques cochons à l'engrais. Voyons maintenant ce qui arrivera, selon que notre basse-cour sera bien ou mal gouvernée.

Dans une basse-cour mal tenue, les cent poules appartenant à une mauvaise race, et de plus, étant souvent gardées trop vieilles, ne pondront que deux ou trois mille œufs par an; en outre, comme le poulailler sera en mauvais ordre, elles iront de préférence déposer leurs œufs au dehors, de telle sorte que bon nombre seront perdus pour le cultivateur. Les couvées de poulets, et surtout celles de dindons qui demandent des soins si minutieux, ne réussiront presque jamais. Les vaches, qu'on aura achetées au hasard, seront des mauvaises laitières, qui coûteront autant à nourrir que des bonnes; elles seront de plus si mal soignées et surtout si mal traites que leur lait tarira peu de temps après le part; de telle façon que des six vaches on obtiendra à peine chaque année 4 ou 5,000 litres de lait, dont le prix sera loin de couvrir les frais occasionnés par les animaux. Les lapins, auxquels on jettera la nourriture sans précaution, gâteront plutôt qu'ils ne mangeront une incroyable quantité de vivres; faute de soins, ils mourront de maladies et ne pourront jamais élever leurs petits. En présence de pareils résultats, le propriétaire aura bien raison de dire qu'il est en perte.

Dans une basse-cour bien gouvernée au contraire, les cent poules seront toutes d'un âge convenable et *bonnes pondeuses*; elles seront proprement logées, bien soignées en hiver, et elles donneront par an sept ou huit mille œufs, c'est-à-dire trois fois plus que si elles avaient affaire à une ménagère négligente. Les dindons pousseront leur rouge sans encombre, et ils procureront de beaux bénéfices, ainsi que le reste de la volaille. Les lapins ne gâteront plus leurs vivres , et surtout, étant bien surveillés et ne recevant plus d'herbes humides, ils seront bien portants et multiplieront à l'infini. Les vaches , naturellement bonnes laitières, se trouvant sous l'influence d'un régime convenable et n'étant jamais brutalisées, ne cesseront d'être traites que tout juste à l'époque du part, et ensemble, elles donneront aisément trois ou quatre fois plus que les vaches de mauvaise race mal soignées, c'est-à-dire près de 20,000 litres de lait, dont moitié environ pourra être considérée comme *produit net*. Les cochons eux-mêmes, plus proprement tenus, mieux et plus économiquement nourris, donneront de bien plus beaux bénéfices. Le cultivateur, qui trouvera dans sa basse-cour l'entretien de son ménage, le paiement de ses impôts et quelquefois même davantage , sera tout disposé à se faire le défenseur des animaux de basse-cour. Mais, les hommes prudents et calmes lui feront voir que les causes de son enthousiasme tiennent à une circonstance tout exceptionnelle, à une ménagère intelligente , active , laborieuse , économe ; et ils lui démontreront que le revers de la médaille ne tarderait pas à se laisser apercevoir , s'il n'avait pour aide qu'une servante prodigue et négligente , qui laissât perdre les débris de la cuisine plutôt que de les porter aux cochons ou aux vaches, qui trouvât plus commode de donner aux volailles l'orge ou le blé du grenier au lieu des criblures et autres graines sans valeur.

Pour nous résumer en un mot, nous dirons, comme Prudent le Choyselat, qui écrivait il y a trois siècles, que la basse-cour est de tous les départements de la ferme, celui dont il est le plus indispensable de confier la direction à la chambrière de Prométhéus nommée DILIGENCE.

TABLE DES MATIÈRES.

CHAPITRE II.

CHAPITRE III.

CHAPITRE V.

———

NOTA. Les numéros marqués d'un * appartiennent à l'ancien *Manuel de la fille de basse-cour*; tout le reste a été
ajouté par l'auteur de la présente édition.

FIN DE LA TABLE.

Maladies (des) **contagieuses des bêtes à laine**, avec la manière de les traiter, par M. le comte *de Gasparin*. In-8.   3 fr.

Manuel du bouvier, ou traité de la médecine pratique des bêtes à cornes, de la forme des animaux, du choix des races, de la connaissance de l'âge, de la nourriture et de la tenue des bestiaux à l'étable, du pansement, de l'accouplement et de la parturition, de la manière de dresser les bœufs au travail et du meilleur mode de tirage, de la castration, etc., par *Robinet*. 3ᵉ édit. revue, corrigée et augmentée de notes traduites de l'anglais par M. *Huzard* fils. — Suivi d'un Traité de l'engraissement des veaux, des bœufs et des vaches, par M. *Grognier*, et de l'engraissement des bêtes à cornes, trad. de l'allemand de *Pabst*, par M. *Moll.* 2 vol. in-12.   6 fr.

Mémoires sur **l'éducation, les maladies, l'engrais et l'emploi** du **porc**, ses différentes races et les moyens de les améliorer, par *E. Viborg* et *Young*. 2ᵉ édit. considérablement augmentée de notes traduites de l'anglais. 1 vol. in-8 orné de 8 gravures.   4 fr. 50 c.

Traité des bêtes à laine, leurs **maladies**, avec la **manière de les guérir**; leur éducation, l'étude des races, leur perfectionnement, la construction des bergeries, l'alimentation et le parcage des troupeaux, leur engraissement et leur produit, la tonte, le lavage, le triage et le commerce des laines, par *E. Martin*, d'Elbeuf. 1 gros vol. in-8. 6 fr.

Traité de l'éducation des moutons, contenant les moyens d'accroître et d'améliorer un troupeau, par *Chambon*. 2 vol. in-8.   6 fr.

Traité de l'engraissement des animaux domestiques, par *Chabert* et *Fromage*. In-12.   1 fr. 50 c.

Traité élémentaire et pratique sur le gouvernement des **abeilles**, par *F. Désormes*. 3ᵉ édit. 1 vol. in-18 avec pl.   2 fr. 50 c.

Traité de l'éducation des vers à soie et de la culture du mûrier, d'après la méthode de *Dandolo*, par *Bonafous*. 4ᵉ édit. revue et augmentée, avec 5 planches grav. 1 gros vol. in-8, figures coloriées.   7 fr.

Écoliers et vers à soie, ou la petite **magnanerie** du père **Toussaint**, par M. *Louis Leclerc*. 1 joli vol. in-12, fig.   2 fr.

3

Traité de la **culture du mûrier et de l'éducation des
vers à soie**, par M. *Boilard*. In-8, fig.   4 fr. 50 c.

Traité de la **conformation extérieure du cheval**, de sa
beauté, de ses défauts, par *Bourgelat;* des soins qu'il
exige, de sa multiplication ou des haras, etc. 8e édit. publiée, avec des notes, par *J. B. Huzard*. In-8, fig.   6 fr.

Portrait de **Bourgelat**, fondateur des écoles vétérinaires.
In-fol.   2 fr. 50 c.

Écuyer (l') **des dames**, ou lettres sur l'équitation, contenant des principes et des exemples sur l'art de monter à
cheval ; orné de figures d'après les dessins d'*H. Vernet*,
par *L. H. Pons d'Hostun*. 2e édit. 1 vol. in-8.   2 fr.

Garantie (de la) **et des vices rédhibitoires** dans le commerce des animaux domestiques, d'après la loi du 20 mai
1838. Nouvelle édit. entièrement refondue par *J. B. Huzard*, médecin vétérinaire, et *Adrien Harel*, avocat. 1 vol.
in-12.   3 fr. 50 c.

Adopté dans les écoles vétérinaires.

Traité d'anatomie vétérinaire. 4e édit. revue et augmentée, par *Girard*, ancien directeur de l'école vétérinaire
d'Alfort. 2 vol. in-8.   12 fr.

Cours d'hygiène vétérinaire, ou principes d'après lesquels on doit conduire et gouverner les animaux domestiques, alimentation et habitudes des animaux, stabulation, pâturages, prairies, fourrages, par *Grognier*. In-8.
7 fr. 50 c.

Cours de **zoologie vétérinaire**, par *le même*. 2e édit. In-8.
3 fr.

Instructions sur les **soins à donner aux chevaux** pour
les conserver en santé sur les routes et remédier aux accidents qui pourraient leur arriver, par *Huzard*. Nouvelle
édition augmentée. In-8.   1 fr. 50 c.

Guide du maréchal expert, ou traité des maladies du
cheval avec la manière de les distinguer et de les guérir,
suivi des préceptes sur la dentition, la ferrure et la conformation du pied, par *Lafosse*, vétérinaire. 1 beau vol. in-8,
avec 10 planches représentant le squelette, la description
anatomique du corps du cheval, l'indication du siége de
chaque maladie, et de nombreux exemples de ferrure.
6 fr.

Haras (des) **domestiques** et des **haras de l'État en** France, ouvrage contenant tout ce qui est relatif à l'élevage des chevaux dans la ferme, aux choix des races, au métissage ou croisement, à la monte, à l'avortement, à la mise-bas, à l'allaitement, au sevrage, aux soins du poulain et à l'entraînement du cheval de course, à la castration, à la ferrure ; aux courses, remontes, et à toutes les institutions et établissements que le gouvernement a tentés pour encourager l'extension de l'élevage du cheval, par *J. B. Huzard*. 2ᵉ édit. In-8.   6 fr.

Structure du sabot du cheval, et expériences sur les effets de la ferrure, par M. *Bracy-Clark*. Trad. de l'anglais et revu par l'auteur. 2ᵉ édit. In-8, fig.   4 fr.

Traité des maniements, des épreuves et des moyens de contention et de gouverne qu'on emploie sur les animaux domestiques, suivi de la coupe des animaux de boucherie, par M. *Bardonnet des Martels*. 1 vol. in-12 avec planches.
4 fr. 50 c.

École (l') de la **chasse aux chiens courants**, ou vénerie normande, par *le Verrier de la Conterie*, nouvelle édition, avec des notes, un traité de maladies des chiens, la musique de la chasse en soixante-quatre fanfares, un précis de la législation et un vocabulaire des termes de chasse. 1 gr. vol. in-8 orné de nombreuses gravures intercalées dans le texte.   8 fr.

Vieux (le) **chasseur**, ou traité de la chasse au fusil, orné de 55 gravures sur acier, représentant la manière de tirer le gibier dans toutes les positions et augmenté de la nouvelle loi de 1844, par M. *Deyeux*. 1 vol. in-18. 2 fr. 50 c.

Art de blanchir et de nettoyer le linge par les procédés ordinaires et au moyen de la vapeur, par MM. *Massonnet* et *Michel*. In-12.   1 fr. 50 c.

Description, plans et détails des **établissements de bienfaisance**, crèches, salles d'asile, ouvroirs, bureaux de bienfaisance, par *Louis Heuzé*, architecte. 1 vol. in-4, avec 20 planches gravées.   6 fr. 50 c.

Bible de la Jeunesse, ou abrégé de l'histoire de la Bible, contenant l'Ancien et le Nouveau Testament, par l'abbé *l'Ecuy*. 1 vol. in-12 orné de 24 fig. et d'une carte coloriée.
3 fr.

Adoptée par l'université.

Agriculture de la Flandre française et économie rurale, par *J. Cordier*. 1 vol. gr. in-8 de 550 pages , et atlas in-fol. de 20 pl., donnant les détails de construction de tous les outils , charrues, instruments , herses , chariots , cave aux engrais liquides, voiture pour leur transport, etc., employés dans cette contrée.　　　　　　　　　　12 fr.

Annales de l'école régionale d'agriculture, institution nationale agronomique de **Grignon**, contenant les méthodes de culture suivies et expérimentées dans cet établissement. 27 livr. in-8, fig.　　　　　　　　　　43 fr.

Catéchisme du cultivateur, par M. *Royer*, professeur à Grignon. *Ouvrage couronné par la Société centrale d'agriculture*. In-12.　　　　　　　　　　1 fr. 25 c.

Cérès française, ou tableau raisonné de la culture et du commerce des céréales en France , par M. *Gauthier* , avec une carte des régions agricoles de France. In-8.　　　　6 fr.

Chimie appliquée à l'agriculture; nature des terres et leur action sur la végétation; analyse des terres arables, amendements du sol , assolements , conservation des substances animales et végétales ; lait et ses produits; sucre de betterave et sa fabrication ; fermentation , distillation ; assainissement des habitations rurales, nature et action des engrais, action de l'acide carbonique et de l'oxygène sur la nutrition , phénomènes de la nutrition des plantes, etc., par M. le comte *Chaptal*. 2ᵉ édit. augmentée. 2 vol. in-8.　　　　　　　　　　10 fr.

Code rural français, ou recueil des lois civiles , administratives, forestières, de pêche, de chasse, de procédure et de police qui concernent les campagnes, accompagné d'un texte explicatif, par M. *Malpeyre*. 1 vol. in-12.　　3 fr.

Économie et pratique de l'agriculture, par *Mahul*. 1 vol. in-8.　　　　　　　　　　3 fr. 50 c.

Cours de culture, comprenant *la grande et la petite culture des terres, celle des jardins, les semis et plantations, la taille, la greffe des arbres fruitiers, la conduite des arbres forestiers et d'ornement, un traité de la culture de la vigne et des considérations sur la naturalisation des végétaux.* 3 vol. in-8 de 500 pages chacun, avec un atlas de 65 planches in-4 gravées, par *A. Thouin*, membre de l'Institut de France, et professeur au jardin du Roi; publié par *Oscar Leclerc*, professeur d'agriculture au Conservatoire des arts et métiers.　　18 fr.

Cours d'économie rurale, professé à l'institut agricole de *Hohenheim*, par M. *Gœritz;* trad. sur manuscrit allemand et annoté par *Jules Rieffel*, directeur de la ferme régionale d'agriculture de *Grand-Jouan*. 2 vol. in-8, fig. 12 fr.

Éléments d'agriculture pratique, ou traité de la connaissance des terres, des engrais et de leur application, des instruments aratoires et des machines, des assolements, du labourage, de la culture des céréales, des plantes sarclées, textiles, oléagineuses et tinctoriales des prairies naturelles et artificielles; suivis de notions très-étendues sur les fourrages, l'élève des animaux domestiques, la stabulation; le tout terminé par un calendrier des travaux à faire, chaque mois, dans une exploitation rurale, par *David Low*, professeur d'agriculture à l'université d'Edimbourg; trad. par M. *Lainé*, consul à Liverpool. 2 vol. in-8, avec 205 fig. intercalées dans le texte. 12 fr.
> *Ouvrage adopté par le ministre de l'instruction publique pour l'enseignement agricole.*

Éléments de chimie agricole et de **géologie**, par *James F. G. Johnston;* trad. de l'anglais par M. *Exschaw*, ancien élève de l'école d'agriculture de *Grand-Jouan*, et revus par M. *J. Rieffel*, directeur de cet établissement. 2ᵉ édit. augmentée de tout ce que contient la nouvelle édition publiée à Londres par M. *Laverrière*. 1 beau volume in-12, fig. 3 fr. 50 c.

Manuel pratique du laboureur, par *Chabouillé-Dupetitmont*, cultivateur. 2ᵉ édit. 2 forts vol. in-12, fig. 2 fr.

Les paysans, ou la politique et l'agriculture; ouvrage couronné au concours ouvert par M. *de Cormenin*, par M. *Alix Sauzeau*. In-8. 3 fr. 50 c.

Préceptes d'agriculture pratique de *Schwerz*, directeur de l'institution royale d'expériences et d'instruction agricoles de Hohenheim, trad. de l'allemand par *P. R. de Schauenburg*, député, cultivateur à Geudertheim. 4 parties ou vol. in-8. 19 fr.

Paris. — Impr. de Mme Vᵉ BOUCHARD-HUZARD, rue de l'Eperon, 5.